What life should
mean to you

西方心理学名著译丛

活出生命的意义

【奥地利】阿尔弗雷德·阿德勒　著

柴晓锁　吴维中　译

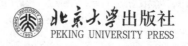

北京大学出版社

PEKING UNIVERSITY PRESS

图书在版编目（CIP）数据

活出生命的意义/（奥）阿尔弗雷德·阿德勒著；柴晚锁，吴维中译. —北京：北京大学出版社，2019.6
（西方心理学名著译丛）
ISBN 978-7-301-30492-1

Ⅰ.①活…　Ⅱ.①阿…②柴…③吴…　Ⅲ.①精神疗法　Ⅳ.①R749.055

中国版本图书馆 CIP 数据核字（2019）第 079707 号

书　　　名	活出生命的意义
	HUO CHU SHENGMING DE YIYI
著作责任者	〔奥地利〕阿尔弗雷德·阿德勒　著　柴晚锁　吴维中　译
丛 书 策 划	周雁翎　陈　静
丛 书 主 持	陈　静
责 任 编 辑	陈　静
标 准 书 号	ISBN 978-7-301-30492-1
出 版 发 行	北京大学出版社
地　　　址	北京市海淀区成府路 205 号　100871
网　　　址	http://www.pup.cn　新浪微博:@北京大学出版社
微信公众号	科学与艺术之声（sartspku）
电 子 信 箱	zyl@pup.pku.edu.cn
电　　　话	邮购部 010-62752015　发行部 010-62750672　编辑部 010-62707542
印 刷 者	三河市北燕印装有限公司
经 销 者	新华书店
	720 毫米×1020 毫米　16 开本　18 印张　200 千字
	2019 年 6 月第 1 版　2021 年 1 月第 3 次印刷
定　　　价	59.00 元

译者序

生为何来？每个人一来到这个世界，就都将不可避免地面临这个巨大的问号。

无论是在东方还是西方，无数的先哲、贤人，乃至每一个普通人，也都曾有过各自的洞见与思考。早在古希腊时代，柏拉图就曾断言："人类乃一种需要不断寻求意义、不断追求实现自我价值的生灵。"中国北宋时期的著名政治家、历史学家司马光也曾有过"生无益于时，死无闻于后，是自弃也"的睿智见解。然而，受近现代工业文明价值观的冲击，尤其是受 20 世纪中叶以来不断涌现的各种新技术、新思潮、新理念的冲击，先哲、前人们曾经闪耀人类智慧光华的观察、判断渐渐湮没在近世纷芜杂沓的思想意识中，璀璨的光泽日益被掩盖遮挡。特别是当下，面对世界经济、地缘政治、民主格局等前路莫测的未来前景，面对环境危机、人工智能、分子生物与基因编辑技术等给人类道德伦理及文明体系带来的挑战，面对一方面"无数据不科学""科学至上""人文学科科学化"等狭隘科学观大行其道、另一方面真正的科学却频频遭遇质疑的尴尬现状，面对我们每一个人在日常生活中所面临的更为迫近的关切，如教育机会均等、职业生涯选择、人际与家庭关系、个人上升通道窄化等诸多问题带来的心理焦灼，人类再度陷入浓重的精神困扰。人的一生究竟该如何度

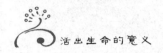

过？如何让自己的生命变得有意义、达到柏拉图所主张的"自我实现"这一理想境地？一系列的问题，再度成为我们每个人都不得不思考的沉重话题。

回归人文学科的"人本"传统，反思人类在地球这个孤独的星球，乃至整个宇宙中的合理地位，重构每个人的"自我"，重构人与人、人与自然之间的理性关系，是当下迫在眉睫的要务。北京大学出版社策划的"西方心理学名著译丛"意在引导人们重温经典，回到元初，重拾"每一个个体人"在心理学学科体系中的核心地位，可谓恰逢其时。受陈静编辑的邀约，译者有幸参与本套丛书的翻译工作，负责个体心理学学科奠基人、奥地利著名心理学家阿尔弗雷德·阿德勒《活出生命的意义》一书的翻译，内心感到十分荣幸。以下就阿德勒其人及其学术贡献、译者对本书内容的理解，以及我们在翻译过程中的一些想法略做介绍。

阿德勒早年曾积极参与弗洛伊德主办的维也纳心理分析学会，后因学术见解不同而主动退出该会。他首创心理学中的"个体心理学"（individual psychology）分支，意在从整体视角综合分析研究人类心理及行为，主张将人的发展置于宏观社会环境下予以考量。在他看来，所谓心理健康，既是个体与周围人类同胞彼此依存、相互关联的一种感受，也是一种积极的意愿，愿意在寻求自身全面发展的同时造福于人类共同的福祉。假如这一方面的品质未能得到充分发育，则一个人的内心很可能滋生自卑感，或滋生一种令他人难以忍受的优越感。优越感将导致以自我为中心的行为，无论从情感还是物质方面都容易剥削和滥用他人；相反，假如一个人心理中相互依存、愿意奉献的意愿占据上风，则更容易养成一种平等的心态，心胸也将更加开阔，

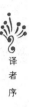

进而更倾向于实现自我,与人交往中也更倾向于以利他的方式行事。由个体心理学衍生出来的心理学实践模式对教育、社会科学、家庭生活、心理学以及心理治疗实践等均产生了重大影响。概括而言,阿德勒更像一名教育家,他关注的是一个人如何健康地成长和发展,强调每个人都应活出生命的意义。借用中国传统文化中"修齐治平"的人生哲学来说,他意在教导人们首先学会如何安身、立业、持家,进而从更广泛意义上奉献于周围同胞,惠及整个人类的共同福祉。

就《活出生命的意义》一书而言,阿德勒以人生在世所面临的三大主题为主线,进而提出了由此衍生出来的三种重要关系以及与之相应的三大问题:①人类所栖居的地球并不友好,要想在其中求得一席生存之地,就离不开我们每个人的积极努力与付出,最大程度地利用好地球有限的资源,即工作是我们安身立命的根本;②任何人都不是一座孤岛,都离不开与周围同胞的协作共谋,因此,学会交往,本着同理、体恤、包容、互惠的态度开展合作,才是人类文明得以持续进步的基石;③人分两性,人类的繁衍生息有赖于男女两性妥善解决婚恋问题,进而组建家庭、默契合作、生养子嗣,从而确保人类这一物种得以薪火相传、永世延续。阿德勒认为,家庭环境、童年经历、学校教育、择业、婚恋、子女抚养,共同构成了人生的完整链条,其中任何一个环节的失误或疏漏,都可能导致上述三大问题解决过程中的偏差,进而对达到"自我实现"这一终极诉求构成严重负面影响。

经过改革开放四十年,经济、技术飞速发展的中国,正经历社会、文化转型期的迷茫与阵痛。传统伦理道德与精神文化沦落所带来的迷失,社会阶层分化、择业困难、青年上升通道狭窄

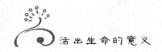

所导致的心理失衡，家庭教育、学校教育领域传统观念所面临的冲击，巨婴、妈宝男（女）、婚恋及职场失败者广泛存在的社会现实，无一不在刺痛着不确定时期人们脆弱、敏感的神经。《活出生命的意义》虽然成书于 20 世纪初叶，但对当下的中国依然具有极为重大的现实启示意义。举例而言，随着中国计划生育政策的调整与"二孩"政策放开，如何帮助早已习惯了家庭"C 位角色"的独生子女调整心态、修正积习既久的人生做派，继而处理好与"潜在的争宠竞争对手"之间的关系，无疑是家庭教育中亟待解决的问题。阿德勒独创的关于子女排行次序对其心理发育及人生做派形成影响的分析，想必可以为焦灼的父母提供一些有益的借鉴与启迪。

就文本风格而言，《活出生命的意义》虽是学术作品，但作者全然摒弃了当下很多同类作品堆砌数据、贩卖概念、生编硬造术语的陋习。相反，阿德勒结合自己从事心理咨询、心理治疗的实践经历，娓娓道来，行文自然流畅，以细腻的观察和洞悉入微的剖析，直指各类心理问题的根源。也正因此，作品具有较高的可读性，既可作为心理咨询及治疗从业者的职业操作指南，也可作为个体心理学领域的普及读物。

最后，译者希望就翻译的角度赘述几句。长期以来，市场对国内翻译作品，尤其是学术性翻译作品多有诟病。一方面，业内人士指责非专业人士缺乏专业知识，因而翻译出来的作品常有术语不规范、逻辑混乱，甚至不知所云之虞；另一方面，读者又常常指责专业人士语言能力欠佳、文字表达能力捉襟见肘，因而翻译出来的作品拗扭滞涩，不忍卒读。鉴于此，译者在本书翻译过程中力求将两者相结合，兼顾内容准确性及译文可读性，既不因

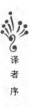

文害义,也不为义舍文。总体而言,我们的理念是在不歪曲原文核心信息的前提下,尽可能采用归化策略,以适应中文读者的阅读习惯及语言审美感受。当然,鉴于译者专业知识所限,理解、表达方面难免存有疏漏。不当之处,还望读者及专家不吝指正。

感谢本书责任编辑北京大学出版社陈静女士细致、耐心地审阅译稿;感谢赵粉平女士在我们翻译过程中所做的大量资料查阅、技术支持工作。

柴晚锁

2019 年 5 月

谨以此书献给人类大家庭，愿每一位成员
都能从中学会更好地了解自己。

目　录

第一章

绕不过的问题：生为何来？

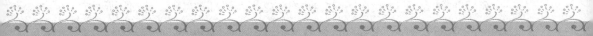

一切正确的"生命意义"都有一个共同的标志，也就是说，它们都具有公众通用意义的属性：这种意义可以被他人共享、接受和认同。

人类生活在充满意义的世界里。我们的经历中不可能存在纯粹的客观情境;客观情境之所以能够成为经历,无一例外是因为它对人类而言具有某种特殊的意义。即便从其根源来说,我们的经历也会受到我们作为人类的根本目的的制约。"树木"意味着"与人类存在某种关联的树木","石头"意味着"作为人类生活中一种因素的石头"。假如有人想要刻意逃避意义,让自己仅仅彻底投身于客观情境之中,那么他的生活将会非常不幸:他将让自己孤立于其他所有人;无论对自己,还是对其他任何人,他的一切行为都将变得毫无用处。总之,其行为将显得毫无意义。因此,没有哪一个人能够逃离意义。我们对现实的体验,无一例外地总是通过我们所赋予它的意义而得以实现。我们所体验的现实不是现实本身,而是我们所理解和解读的现实。因此,我们可以自然而然地揣测,这一意义将始终或多或少地存在缺憾,甚至永远不可能达到全然正确的程度。所谓"有意义"的世界,也就是充满缺憾、充满误会的世界。

　　假如我们找个人问问："生命的意义是什么?"他很可能会不知从何作答。多数情况下，人们很少会费心考虑这一问题，也很少尝试去寻找、构思其答案。的确，这一问题与人类历史一样悠久古老。当今时代，我们时常听到年轻人（当然也包括老年人）失声感慨，苦苦追问："人生究竟是为了什么? 生命的意义何在?"然而，可以基本肯定地说，他们通常都只是在遭遇挫败时才会发此感慨。只要一切顺风顺水，面前不存在什么艰难的挑战，这一追问断然不会出口。恰恰是通过其行为表现，每个人才不可避免地以各自的方式提出并回答了这一问题。如果我们选择闭耳不听其言而只观其行，将不难发现，每个人都有自己的"生命意义"，他所有的一切，包括其体态、态度、动作、表情、行为举止、理想志向、生活习惯以及性格特征等，都无一例外地与这一意义一脉相承。他的行为仿佛表明，他似乎有十足的把握，对自己关于生命的某种解读笃信不疑。从他的一切行为举止中，隐约流露出他对自身及周围世界秘而不宣的一种思量和观照，或者说是一种决断："我是这样，世界是那样"，从而为他自己、也为生命赋予了各自的意义。

　　世界上有多少人，他们所赋予生命的意义也就有多少不同种类，而且，如我们在前文所揣测，每一种意义中都或多或少地存在瑕疵或疏误。没有哪个人持有对生命意义的终极判断。我们甚至可以说，任何意义，但凡有其一点点用途，就不能被认定为绝对错误。所有的意义，都不过是这两个极端之间的变量。不过，从所有这些变量之中，我们可以甄别出，某些回答相对较好，某些却不那么尽如人意；某些瑕疵相对微不足道，某些则失于偏颇。我们可以从中归纳出，相对较好的意义之间有哪些共

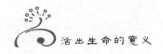

性,相对欠缺的意义之间又有哪些不足。由此,我们将得到关于"生命意义"的一种科学理解,一种关于正确意义的共同衡量标准,一种有助于我们直面人类所依赖的、现实的意义。在此,我们必须牢记,"正确"意味着对人类而言正确,对人类的宗旨和目标而言正确。除此之外别无其他任何真理;即便存在其他真理,也与我们毫不相干;我们或许永远无缘了解它,因此也就谈不上任何意义。

　　每个人都离不开三种重要的纽带,而这些纽带恰恰是他所必须关注并负责的。这些纽带共同构成了他的现实世界。他所面临的一切问题都与这些纽带相关。他必须持续不断地对这些问题做出回应,因为这些问题在一刻不停地拷问着他。这些回应将向我们展示他关于生命意义的个人见解。上述纽带中的第一种在于:我们生活在地球这个可怜的星球表面,而不是生活在其他地方。我们只能在自己所栖息的环境允许和可能的条件下寻求发展。从身体和意念方面,我们都必须在确保自身生命延续、确保人类长远存续的前提下发展。这一问题是我们共同面对的挑战,需要每个人都给出自己的答案,不容任何人逃避。无论我们采取什么行动,都是自己对人类所置身其中的环境的回应,体现了我们对什么必要、什么合适、什么可能、什么值得等一系列问题的判断。每一个答案都受如下客观事实的制约,即我们属于人类,而人类是栖居在地球这个星球上的生灵。

　　接下来,如果我们考虑到人类生理机制的脆弱以及所处环境的凶险,将不难做出判断:为了自身生存,也为了全人类的福祉,我们必须用心巩固和强化我们的答案,看得更远,考虑得更广。这就好比我们面前摆着一道待解的数学题,我们不能毫无章法乱做一通，也不能靠胡猜乱想，而是需要动用手头一切可用资源进行系统的剖析。我们不可能找到一个完美无瑕、恒久成立的答案，尽管如此，我们仍需发挥全部力量，去探寻一个近似标准的答案。我们必须持续不断地努力，探索更加理想的答案，而且，这一答案始终不能背离一个基本事实，即我们生活在地球这个可怜的星球表面，这一位置有利有弊。

由此我们来到第二种纽带。我们并非"人类"这一物种中唯一的成员，周围还有其他同类，我们的生活与他们存在关联。鉴于个体自身的脆弱和局限性，任何人都不可能独善其身。假如他尝试孤身一人单打独斗去应对自己的问题，难免殒命险境，这不仅无法延续自己的生命，更无法延续人类的生命。每个人都始终与他人须臾不可分隔，因为每个人都有自身的弱点、不足和局限。为了自己的福祉，也为了全人类的福祉，联合与结盟才是最大的进步。因此，关于生命问题的每一项答案，都必须观照这一纽带，必须基于如下客观事实：我们生活在彼此关联的环境中，孤身求生注定要消亡。假如有希望幸存，那么连我们的思想情感也必须与以下至尊无上的问题、宗旨及最终目标相协调，即：与同胞合作，使自己的生命以及全人类的生命在这个星球上得以延续。

此外还有第三种纽带将我们相互联结。人类有两个不同的性别，个人以及群体生命的维持和延续必须考虑这一事实。爱恋、婚姻方面的问题就属于这一纽带层面，男人、女人谁都不能回避，都需要给出自己的答案。面临这一问题时，一个人无论做出什么选择，那都是他的答案。人们尝试解决这一问题的方式多种多样，他们的行为无一例外地可以反映出其所秉持的理念，

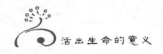

即自己所认定的解决问题的唯一途径。因此，上述三种纽带提出了三个不同的问题：如何找到一份合适的职业，让我们能够在地球自然环境限定的条件下得以生存；如何在同类中找到合适的位置，以便我们能够相互合作并共享合作带来的福利；如何经营婚恋生活，以顺应人分两性这一客观事实，顺应人类繁衍生息的需要。

个体心理学发现，人生所有的问题，无一不能归入这三大主要问题的范畴：职业、社交以及两性关系。恰恰是在对这三大问题的不同回应过程中，每个人对生命意义的深层理解得以彰显。比方说，假如某人婚恋生活不够完满、工作不够努力、朋友很少且交际困难，那么，从他生活的局限性和种种缺憾中，我们将不难得出结论：在他看来，活着是一件艰难、危险的事，其中机会甚少，挫折失败却很多。我们可以将他狭隘的行为视域理解为他的一种判断，即："人生意味着保护自己不受伤害、自我封闭，最终毫发无损地逃离。"与此相反，假如某人婚恋生活美满、合作多元、事业有成、朋友众多且交际广泛、受益良多，那么，从这个人身上，我们将可以得出结论：在他看来，人生是一项充满创造性的任务，其中机会众多，少有什么难以挽回的挫败。他积极面对生活中一切问题的勇气，也可以理解为一种判断，即："人生意味着对同类满怀兴趣，视自己为整体中的一员，为全人类的福祉贡献自己的一分力量。"

正是在这里，我们找到了所有错误的"生命意义"之间的共同特征，也找到了所有正确的"生命意义"之间的共性。一切失败者，包括神经官能患者、精神病人、罪犯、酒鬼、问题儿童、自杀轻生者、性变态以及妓女等，之所以沦为失败者，都是因为缺乏同胞情感及社会兴趣。面对职业、友谊以及两性关系等问题时，他们缺少自信，不相信问题可以通过合作得以解决。他们赋予人生的意义只是一种个人的意义：实现目标只是自己一个人的事，不会惠及其他任何人；一旦超出了个人范畴，他们的兴趣也便戛然而止。他们所谓的成功目标，不过是一种虚幻的个人优越感；所谓的胜利，也仅仅对自己有意义。有杀人犯曾忏悔，当拿起毒药瓶那一刻，心里会有一种大权在握的感觉，但显然，他们只是自欺欺人；在其他人看来，手持毒药瓶根本不可能让他们的优越感有丝毫的增加。个人意义实质上根本称不上任何意义。意义只有通过交际才成为可能：一个词语，如果其意义只有一个人能懂，那么，它相当于没有意义。我们的目标及行为同样如此，其唯一的意义在于它们在他人心目中的意义。人人都渴望显赫，但若意识不到自身的显赫必须基于奉献的话，则难免犯错。

下面是一则关于某个小宗教派别领袖的轶事。有一天，她把信徒召集起来，宣布下周三世界末日即将到来。信徒们深受震撼，纷纷变卖了财产、摒弃了一切世俗琐事，在纷扰不安中等候着领袖所预言的末日劫难。星期三过去了，并没有任何不同寻常的事情发生。于是，周四时他们选出了几个代表，向领袖讨要解释："瞧瞧我们现在陷入了多大的麻烦。我们放弃了所有的安全保障。我们逢人便说周三将是世界末日，即使遭人嘲笑，我们也毫不气馁，而是一再强调消息来自万无一失、绝对可靠的权威。现在周三过去了，世界依然安然无恙。"那位女预言家却说："可是，我说的周三并不是你们理解的周三啊。"就这样，借口个人独有的意义，她逃过了被质疑的尴尬。这说明，个人意义

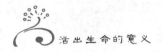

永远无法得以验证。

一切正确的"生命意义"都有一个共同的标志,也就是说,它们都具有公众通用意义的属性:这种意义可以被他人共享、接受和认同。解决人生问题的好方案,无一例外地也能同时为他人扫清道路,因为,从中我们可以找到成功应对共性问题的路径。即便天才的定义标准也无非其高度效用性:一个人的生命,只有在能够获得他人认可,并对他人也具有重大意义时,才堪称"天才"。这样的人生体现出如下意义:"人生意味着为整体而奉献。"我们在这里说的不是公开宣称的动机,我们不能只听他口头上怎么讲,而是要看他的实际成就。能够出色应对人生各种问题的人,行事时仿佛总是能够自然而然地、充分地认识到:生命的意义在于关心他人的利益、懂得合作。指引他一切行为举止的,似乎总是对周围同胞的兴趣和关心。面临困难时,他会尝试按照符合人类共同福祉的方式来予以克服。

对很多人来说,这一见解或许听起来很新鲜,他们很可能会质疑,我们赋予人生的意义是否真的应该是对他人的关心、奉献以及合作。他们或许会问:"可是个人呢?假如总是在考虑其他人,总是在为他人的利益而付出,那么,自己的个人利益会不会受损?至少对某些人而言,如果想要有良好的发展,难道没必要考虑考虑他们自己吗?难道不应该首先保护好自己的利益、加强自己的人格个性吗?"这一观点大错特错,随之引出的一系列反问也都是伪问题。假如一个人秉持自己所赋予生命的意义,真心希望有所贡献,且将所有心思和情感都倾注于这一目标,那么,他一定会先将自己调整到最佳状态,以便能够奉献他人。为了达到目标,他肯定会调适自己,培养自己的社交情感,并通过持续训练习得相应技能。目标一旦确立，训练自然随之而至。如此一来，也只有在这种情况下，他才会开始武装自己，发展自身的本领，以解决人生的三大问题。我们不妨以婚恋关系为例。假如我们真正关心自己的伴侣，真心希望伴侣的生活轻松充实，自然会首先尽力让自己达到最佳状态。如果我们以为培养和发展自己的个性只有在"真空状态"下才能实现，没有立下为他人奉献的目标，注定只会显得刚愎自用、专横跋扈、讨人嫌恶。

我们从另外一点征兆中也可以得出判断，生命的真正意义在于奉献。假如我们环顾周围，看看从祖先那里继承下来的遗产，我们能看见什么呢？凡是幸存下来的，都是祖先们对人类奉献的成果。我们所看到的，是已经开垦的田野，是通达的道路，是各种各样的建筑；传统、哲学、科学、艺术，以及适应环境的各种技艺，都是先人们基于生活经验交流积淀下来的成果。所有这些成果，均来自那些致力于为全人类谋福祉的先辈们。那么，其他人又怎样了呢？那些从不合作、赋予生命一套截然不同的意义、只关心"从人生中我能得到些什么"的人，他们的结局又怎么样了呢？在他们的身后，我们看不到任何踪迹。不只是生命早已销殒无踪，他们的整个人生也毫无价值。就仿佛我们所栖居其间的地球曾经亲口告诉过他们："我们不需要你。你根本不适合在这里生活。你一切的目标和努力、你所看重的东西、你的思想和灵魂，统统都没有未来。请你走开！这里不欢迎你。死去吧，彻底从这里消失！"如果一个人赋予生命的意义不是合作，那么他能得到的终极裁判将不外乎如下："你一无是处。没有人需要你。走开！"当然，我们当前文化中存在诸多不够完美

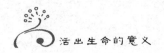

的方面。发现了不足，就必须对它加以改进。但这一改进无论何时都必须以进一步提升人类福祉为目的。

自古以来，对这一基本事实了然于心的不乏其人，他们深知，生命的意义在于关心全人类的利益，并总是尽最大努力来培养自己的社交兴趣和爱心。各种宗教中都有救赎人类这一主题。纵观世界上所有伟大的运动，人们的目标无一不是致力于改善整个社会的利益关系，而宗教则是朝这一方向努力的方式之一。遗憾的是，宗教往往被曲解。如果不以更好地完成这一共同使命为衡量标准，宗教目前所取得的成就已经相当不俗，我们没有理由苛责它。个体心理学所得出的结论同样如此，不过其方式更科学，所采用的技术也更科学。我相信这是一个重大进步。或许，通过加强人们对同类以及全人类共同福祉的关心，科学能够带我们更贴近这一目标，其效果好于政治、宗教等其他运动。我们解决问题的角度不同，但目标并无二致，那就是：增强每个人关爱他人的意识。

既然我们所赋予生命的意义既可以成为自己人生一辈子的守护天使，也可以成为催命恶魔，那么，这些意义又是如何形成的？有哪些区别？如果出现了重大疏误，又该如何修正？清楚了解并回答上述问题变得至关重要。这正是心理学研究的范畴。心理学截然不同于生理学或生物学，其目的是为了加深对意义的理解，并了解意义会对人们的行为举止及命运产生怎样的影响，从而将之应用于改善人类福祉。我们自童年之初，便开始在黑暗中摸索，开始探寻"生命意义"。即使一个初生的婴儿，也会努力估测自己的力量，估测自己在周遭大环境中所占的分量。及至满 5 岁时，孩子自己持续一贯、特色明显的行为模式便已基本定型，面对问题和任务时会表现出鲜明的风格。至此，内心最深处、影响最久远的概念已基本形成，知道了对周围世界、对自己该有何种期待。从此以后，我们对世界的理解和认识，都将通过一套稳定的统觉图谱来实现：经验在接受之前已被解读，而这一解读通常与我们最初赋予生命的意义相吻合。即使这一意义错得十分离谱，即使用它来解决我们所面临的问题和任务的思路和方法让我们频频受挫、痛苦不堪，也绝不会被轻易摒弃。只有对错误解读赖以建立的条件进行重新审视和思考，找出谬误并修正相应的统觉图谱之后，我们赋予生命的意义中存在的疏误才有望得到更正。也有可能在极为罕见的情况下，有的人会迫于错误思路所导致的后果而去修改他赋予生命的意义，并成功依靠自己个人的意志和力量完成改变。但若没有一定程度的社会压力，或者说，假如没有发现老思路行不通，他绝对不会主动做出这一改变。绝大多数情况下，修正错误思路的最有效办法是向在这一方面接受过良好训练、对这些意义有恰当理解的专业人士寻求帮助，因为后者能够与你一道梳理，找出原先的谬误，并指引你确立更加合适的意义。

我们不妨举些简单例子，来说明童年的境况可以有哪些不同解读。同样不愉快的童年经历，却可能被赋予截然相反的意义。对于不愉快的过往，某人可能不会耽恋纠结于其中，只是将它看成总结经验教训、指导未来的一个契机。他可能这么看问题："我们必须努力，清除这种不幸的情况，好让我们的孩子有更好的环境。"而另一个人却可能认为："生活真不公平，最美好的都被其他人拿去了。这个世界这么对我，我为什么要对它好？"有些家长对待子女的态度就是如此："我小时候也一样吃

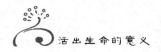

了这么多苦,我熬过来了,他们凭什么不能吃苦?"还有第三种人,他可能认为:"因为我童年不幸,所以我无论做什么都应该得到原谅。"从上述三个人的行为中,可以清楚看出他们各自的解读。若不改变自己的解读方式,他们肯定不会改变行为方式。正是在这一点上,个体心理学打破了宿命论的局限。任何经历都不构成个体成功或失败的根本原因。与其说我们被自身经历所带来的冲击所困扰,或是被所谓的"心理创伤"所困扰,不如说是我们自己从中杜撰了某种东西,以迎合自己的目的。根据我们赋予过往经历的意义,我们其实是给自己杜撰了"所谓的宿命"。如果以某些特定经历作为未来生活的基础,那么难免存在这样或那样的疏误。意义并非取决于环境,相反,基于我们赋予环境的意义,决定命运的,恰恰是我们自己。

然而,童年时期的某些遭遇,难免使人对意义产生十分严重的误解。相当多的案例都因童年时的这类情形而起。首先我们必须从患有器官缺陷,或者是婴儿期间就身体羸弱、饱受病患的儿童说起。这些孩子往往承受着过重的负担,很难让他们感受到生命的意义在于奉献。如果身边没有人引导他们将注意力从自己身上转移开,并树立对他人的兴趣,就极易致使这些孩子沉湎于自己的感官世界中。稍微年长之后,一旦意识到自己与周围其他人不同,就会倍感受挫。在我们当前的文明中,甚至可能出现这样的情形,周围同伴的怜悯、嘲笑或躲避,会让他们的自卑感雪上加霜。这些都是非常不利的情形,极易导致他们陷入自我封闭,丧失参与公共生活的信心,自怨自艾,自觉受到这个世界的屈辱对待。

我个人认为,描述存在器官缺陷或腺体分泌失调的孩子所面临的种种困难，在我之前尚无先例。这一分支的科学早已取得了显著进步，但很难说是按照我所期望的路线发展的。从一开始，我就始终致力于寻找一种有效的方法来克服这些困难，而不是寻找一个借口，将失败归咎于遗传或生理条件。没有任何器官性缺陷意味着一定会导致错误的生活做派。我们几乎不可能找到腺体对其影响完全相同的两个孩子，但我们经常见到克服了这些困难的孩子。他们不仅克服了困难，还从中培养出了超乎寻常的实践能力。就这点来说，个体心理学算不上推行优生优育计划的绝佳广告创意。很多对我们的文化做出过卓越贡献的伟人，人生之初都曾经历过各种器官缺陷，他们往往体弱多病，有些甚至英年早逝。而恰恰就是从这些顽强拼搏、克服了内在外在种种困难的人身上，诞生了人类的进步，诞生了前所未有的建树。拼搏使他们变得坚强，进而鼓励他们进一步前行。单纯从身体方面，我们无法判断一个人意念的发展将是好还是坏。然而迄今为止，很多天生存有器官缺陷或腺体缺陷的孩子仍未得到正确的培养。他们所面临的问题，我们了解得并不够，以致他们多数都只沉湎在自己的世界里。正因如此，在那些早年生活中被各种器官缺陷困扰的儿童之中，才有如此多的失败案例。

　　第二种极易滋生错误的生命意义的是被娇生惯养的孩子。这类孩子养成了一种习惯，认为他们的一切意愿都得像法规条例那样不容违背。他们不劳而获，被赋予了显赫无上的地位，并视其为与生俱来的特权。其后果是，一旦进入一个世界，自己不再是众人关注的中心，他人也不会再刻意以迎合自己的意愿为核心目的，他便会无所适从，感觉这个世界辜负了自己。他自幼接受的教育就只是索要，根本不懂得付出；也从来不曾学过处理

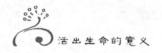

问题的其他方法。周遭人素来对他那么听命顺从，致使他丧失了独立自主的意识，不知道自己可以亲自动手来打理生活和照顾自己。他唯一关心的只有自己，从来不知道合作的作用及其必要性。面临困难时，他应对的方式只有一种，那就是向他人索要。在他看来，只有恢复了自己显赫的地位，强迫别人意识到自己与众不同、理应心想事成，他的状况才有望得到改善。

成年人中那些被惯坏了的孩子很可能是我们社会中最危险的一个群体。他们中的某些人会刻意表露善意；为赢得横行霸道的机会，他们甚至会显得相当"讨人欢喜"；但是，在像常人那样通过合作处理日常任务方面，他们却全然不愿尝试。也有另外一些人，反叛更加公开：一旦不能再像以往那样轻轻松松得到他人的温暖和顺从，便感觉受了背叛；他们感觉社会对自己充满恶意，并试图在周围人身上寻求报复。假如社会对其生活做派表现出嫌恶（这点无疑会出现），他们便用这份嫌恶进一步证明自己切身受到了不公待遇。正因为如此，惩罚通常都不会管用；惩罚的唯一作用就是强化了他的观点："别人跟我过不去。"然而，无论这些被宠坏的孩子选择消极罢工还是公然反叛，无论他们选择以示弱寻求主导地位还是以暴力寻求报复，都不过是在犯同样的错误。的确，我们经常可以看到，在不同情况下，有些人会同时采用上述两种方法，但其根本目标并没有改变。他们认为："人生的意义在于争夺第一，让别人以为自己至高无上，得到自己想要的一切。"只要他们赋予生命的这一意义保持不变，那么，无论他们采取哪一种方法，都只能是错上加错。

第三种容易走上歧途的是那些常常被忽视、缺乏关爱的孩子。这样的孩子从未接触过关爱、合作，因而在他对人生的解读中，根本不包含这些友好的因素。可以这样认为，面临人生问题时，他总是高估困难的程度，而低估自己借助他人的帮助和善意去应对这些问题的能力。他感觉社会很冷漠，并认为这种冷漠永远不会改变。尤其重要的是，他不会产生如下想法：通过一些有益于他人的行为，自己也可以赢得他人的关爱和尊重。因此，他总是对别人心怀戒备，对自己也无法信任。确实，世界上没有任何体验能够代替无私的关爱。妈妈们最首要的任务就是为自己的孩子提供这样的体验，让他们意识到身边还有一个可以信赖的人。随后，妈妈必须引导孩子将这种信任感的范围扩展到孩子生活环境中的其他人。假如妈妈没能很好地完成这一首要任务，即唤起孩子的兴趣、爱以及合作意识，那么将很难指望能培养起孩子对周围人的同胞感情以及社会兴趣来。人人都具备关心他人利益的潜质，但这一潜质需要培养和练习，否则其发展就会受挫。

如果说有那么一类被完全忽视、嫌恶或遗弃的孩子，他很可能对合作这个概念视若无睹，他将无法与人沟通、完全与世隔绝，对有助于协作交往的任何途径一片茫然。然而，正如前文所说，一个人如果生活在这样的境况下，那么他将注定消亡。孩子既然能够从婴儿期走过来并活下来，那便证明他曾得到过关爱和关注。因此，现实世界里，根本不存在绝对的"弃儿"；相反，现实世界里的这类孩子中，大多数只不过是得到的关爱比常人少，或是在某一方面没有得到足够关照，而在其他方面都很正常。简言之，所谓"弃儿"，就是指那些从未真正找到过一个值得信赖的人的孩子。现实生活中，相当多失败的例子都出自孤儿或私生子。总体而言，我们只能把他们都归入"弃儿"这一范畴，对我

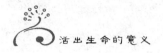

们的文明而言,这不得不说是一个可悲的写照。

上述三种情况,也就是器官缺陷、娇生惯养、缺乏关爱,都是重大的挑战和隐患,极易导致孩子赋予人生错误的生命意义。处在这些情况下的孩子无疑需要得到引导,以帮助他们修正考虑问题的思路和角度。必须帮助他们确立相对合理、正确的生命意义。假如我们在这些方面有眼力,也就是说,假如我们真心在意他们并接受过这一方面的专业培训,那么就能够从他们的每一个行为举止中看出他们所理解的生命意义。梦和联想都是行之有效的好方法:无论是在梦境中还是在清醒状态下,一个人的性格都是一样的,不过在梦里,来自社会的压力相对要小,人们防范和掩盖的意识也相对较弱,因此性格流露得也就更加明显。但若想要快速了解一个人赋予其自身以及生命的意义,最有效的办法则是分析其记忆。每一份记忆,无论在他自己看来如何微不足道,都代表着一件对他而言"值得铭记"的事。之所以值得铭记,是因为在他心目中,这件事对他的人生具有某种启示,比如,它可能意味着:"你能指望的也就这样了",或"你必须避开这事",再或"这就是人生"。我们必须再次强调,经历本身反倒并不重要,重要的是这一经历长存于记忆之中并且已被视作某种生命意义的象征这一事实。每一份记忆都俨然是一份备忘录。

关于童年早期经历的记忆尤为有用,因为它表明了一个人对人生独特的见解是如何持久不变的,也有助于揭示孩子的人生态度是如何初次形成的。最早期的记忆占据重要位置的原因有以下两方面。其一,它包含了当事人对自己以及所处环境的最本源的估测。这是他对各种各样的形状、外貌等事物的第一次全面归总，从一定意义上来说，这是他得到的第一个相对完整的符号，标志着他对自己究竟是什么样子、别人对自己有什么样的期待等问题的理解和认知。其二，它代表了当事人主观意识的起点，是他为自己构思的自传的开篇。从中我们可以发现一组截然对立的状况，一方面是他当时所处的情形——自觉弱小、力不从心；另一方面是他心目中期望的理想情形——强壮有力、安然无忧。从心理学角度来看，一个人所能回想起的最早记忆是否真的算得上最早，以及真实与否都无关紧要。记忆之所以重要，是因为它代表了当事人"如何理解和看待"记忆中这件事，因为它代表了当事人的解读，也代表了这件事对他当下和未来生活的影响。

在此我们不妨举几个例子，看看最早的记忆以及它们所蕴含的"生命意义"。"咖啡壶从桌子上掉下来烫伤了我。"这就是人生！假如一个女孩的自传以此开篇，那么，如果我们发现，她在生活中总是被一种强烈的无助感驱使，而且总是高估生活中的困难和危险的话，一定不会感到意外。此外，如果我们发现，她在内心深处，总在怪罪别人没有照顾好自己的话，也一定不会感到惊讶。有的人实在是太不小心，居然让那么小一个孩子担此风险！另一份最早的记忆也表现了一幅类似的图景："我记得 3 岁时曾从童车里摔出来过。"与这份最早记忆相伴而反复出现的还有一个梦："世界末日马上就要来了，我半夜突然惊醒，发现天边被火烧得通红通红。星星全都陨落，我们将撞上另一个星球。就在即将要撞上的那一刻，我惊醒过来。"当我问他有没有对什么事情特别恐惧时，这位学生回答说："我特害怕自己这辈子不够成功。"显然，最早的记忆和反复出现的梦境构成了

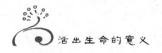

生活中的阻碍，加剧了他对失败和劫难的恐惧。

一个 12 岁的孩子因为尿床，又总是跟妈妈发生冲突被送到了诊所，他所给出的最早记忆如下："妈妈以为我丢了，大喊大叫着冲到街上，害怕得要命。而整个过程中，我一直躲在家里的一个壁橱内。"从这一段记忆之中，我们可以读出一种心思："人生的意义在于通过制造麻烦而获得关注。获得安全感的方法是欺骗。没人注意我，但我可以愚弄别人。"尿床也是他的一种手段，与他希望时刻处于别人担心和关注的焦点这一目的相契合。妈妈对他的担忧和焦虑进一步强化了他对人生的这种解读。同前文几个例子一样，这个孩子早期便留下了这样的印象，即外部世界充满危险，由此得出结论，只有当其他人为他担心时，自己才安全。只有这样，他才能得到自我安慰，因为总会有人及时为自己提供保护。

一位 35 岁的女士最早的记忆是这样的："3 岁的时候，我有一次去地下室。楼梯很黑，在我下到一半时，一个比我稍微大一点的表兄打开门也跟了下来。我非常怕他。"从这段记忆中我们可以推测，她大概不习惯于跟其他孩子一起玩，有异性在场时尤其感觉不自然。我们猜测她是独生女，这一点得到了印证；另外，虽然已经 35 岁了，她仍然单身。

下面的例子则代表了社会情感发展相对较好的情形："我记得妈妈让我推婴儿车里的小妹妹。"不过，在这种情况下，我们也要留意其他的征兆，比如：只有当和更弱小的人在一起时她才感觉舒服，或者对妈妈的过度依赖等问题。家中如果有了新生儿，调动大孩子的合作意识永远是个好办法，这样能培养他们对新生儿的关心，让他们有机会分担责任，共同照顾新生儿。只要达成合作，他们也就不会担心父母给新生婴儿的关心会削弱自己的重要性。

喜欢与人相处并非完全是真正关心他人的证据。当被问及她最早的记忆时，一个女孩这样回答："我跟姐姐，还有另外两个朋友在一起玩。"她无疑是个喜欢交际的孩子；不过接下来，提到自己最大的恐惧时，她说："我最害怕一个人待着。"从这点来看，我们似乎应该特别留意她是否有不够独立的征兆。

一旦找到并了解了一个人赋予生命的意义，也便掌握了其性格的全部密钥。常听人说本性难移，但持这一观点的人，大概只是那些没能找到合适密钥的人。然而，如我们前面所见，假如找不到最本源的谬误，那么无论你怎么争吵、无论采用什么样的治疗方案，恐怕也都无济于事；唯一有望改进的办法在于培养一种良好的合作意识和积极勇敢的生活态度。合作也是唯一能够有效预防神经性疾病的方法。因此，培养和鼓励孩子合作非常重要，应鼓励孩子与同龄小伙伴通过共同完成任务、共同参与游戏找到他们自己的方法。任何的合作障碍都会带来严重后果。以被宠坏的孩子为例，由于一开始他就只关心自己的利益，因此他会将这种毫不在意他人的恶习带到学校。除非他认为某门课能有助于自己赢得老师的青睐，否则便不会对它产生兴趣；除非认定某件事有利可图，否则便对它充耳不闻。临近成年时，社交意义不足的隐患将日益明显。第一次出现失误时，他放弃了培养自己的责任意识和自立意识；结果到最后，面对生活中的任何考验，他都可悲地无力应对。

至此，我们不能单纯责备他，只能在他开始意识到其后果时，借此契机，来帮助他弥补这些缺点。我们不能指望一个从没

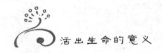

学过地理的孩子把地理试卷答得很理想;同理,我们也不能指望一个在合作意识方面从没受过任何训练的孩子在面对一项需要训练有素的合作意识才能完成的任务时能做得很好。然而,人生中的每一个问题,其解决都需要合作能力;每一项任务,其完成都必须基于人类社会的框架,基于一种有助于提升人类福祉的方法。只有那些充分意识到生命的意义在于奉献的人,才能够勇敢地面对困难和挑战,成功的概率也才更高。

假如老师、家长以及心理学家们都能意识到,孩子在赋予生命意义时可能出现疏误,假如他们自己能做到不犯同样的错误,那么,我们就有理由坚信,假以时日,即使是那些社交兴趣和意识不足的孩子,也能够培养起相对合理的意识来,从而在人生中得到更多机会。面对问题时,他们将不再轻易放弃,不再奢望捷径,不再推卸或逃避责任,也不再寻求同情或特别待遇,更不会轻易感到屈辱或是想要报复他人;也不再会哀叹:"活着有什么用!它能给我什么!"相反,他们会说:"我们必须创造自己的生活。这是我们自己的任务,我们有能力胜任。我们是自己行动的主宰。如果有什么从未经历过的事等待去完成,或者如果有什么早已不再合时宜的事需要被取缔,那么,责任将在我们自己,而不在其他任何人。"假如以这种态度来对待生活,将它视作自立自强的人与人之间的一场合作,那么,人类社会进步的前途将无可限量。

第二章

永恒的无解之谜：意念VS肉身

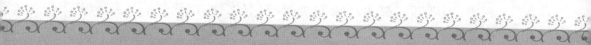

　　个体心理学观点的创新之处在于，我们通过观察发现，情感永远不会与生活做派相矛盾。一旦目标确立，情感势必会自我调整，自然而然地朝向有利于实现该目标的方向靠拢。

自古以来，人类就对究竟是意念主宰肉身还是肉身主宰意念这一问题争论不休。哲学家们也纷纷加入论争，为这方或那方站台助阵。他们或自称唯心派，或自称唯物派，各自提出了数以千计的论据。但时至今日，这一问题却依然是众说纷纭、莫衷一是。或许个体心理学有望为解决这一争论提供一些帮助，因为在这一领域，我们真正面对和关心的是意念和肉身两者之间的动态交互关系。向我们寻求治疗的，是既有意念、又有肉身的完整的人。假如我们的治疗方案赖以建立的基础是错的，那么我们难免会辜负患者。毫无疑问，我们的理论必须来自实践经验，必须经得起生活的检验。我们时刻生活在这类动态交互过程中，需要面对极为严峻的挑战，只有这样，才能找到正确无误的观点。

　　个体心理学的发现消除了围绕这一问题的诸多紧张关系，它已不再仅仅是一种"非此即彼"的简单二元对立。我们早已知道，意念和肉身两者都是生命的表达形式，都是生命整体的一部分。我们也已经开始了解两者在整体中相辅相成、相互依存的关系。人的一生是有血有肉、时刻处于动态变化中的一个过程，仅靠肉身方面的发展不足以构成完整的人生。植物扎根于土壤中，永远保持在同一个位置，不可自我移动。因此，要是发现一株植物居然也存在意念，或者说至少是一种我们能够理解的意念，那一定会令人诧异。即便植物能够预见或勾勒某种后果，这一功能对它而言也毫无用处。即使植物会思考："有人走过来了，他马上就会踩到我。让他踩上，我就死定了。"又能算得上什么优势呢？毕竟它没有能力主动避开。

然而，一切具备行动能力的生灵都能够预见并得出结论，知道朝哪个方向避让。鉴于这一事实，我们有必要做出假定，这些生灵都拥有意念，换而言之，他们都拥有灵性。

判识力，你当然具备。

否则，你怎么可能有动作？①

对移动方向的这种预见力构成了意念的核心原则。承认这一核心原则，我们也就具备了一个基础，以了解意念是如何主宰肉身的：意念决定肉身移动的目标方向。仅仅时不时激发一些随机动作还远远不够，这些努力必须有明确的目标。既然确定动作目标点是意念的功能，那么它自然在人生中占据主宰位置。与此同时，肉身也会对意念产生作用力，因为执行动作的一方是肉身。只有当目标与肉身天生具备或能够通过培养而达到的能力相适应时，意念指挥肉身动作这一功能才有望实现。打个比方，假如意念提议让肉身向月球移动，那么，除非我们发明出一

---

① 《哈姆雷特》第三场，第四幕。——作者注

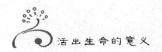

套克服肉身局限的技术,否则这一提议将无法实施。

与其他一切生灵相比,人类的动作更发达,也更复杂。不仅动作方式更多样化,如灵巧的双手,其动作也更有效,能够通过自身的动作让周围环境也发生相应的移动。因此,我们可以预期,人类意念拥有最发达的预见力,他们还会为了改善自身在周围整体环境中的地位而做出目标明确的努力。这一方面的证据也最明显。

此外,对于每一个人而言,在其为局部目标而采取的局部动作背后,我们都可以找到某种独一无二、包罗全局的宏观整体动作。我们所有的努力都是为了达到某种境界,在这一境界下,我们会感觉平安舒适,感觉人生所有困难都已被征服,较周遭整体环境而言,我们终于抵达了一个可以高枕无忧、坐享胜利果实的状态。本着这一目标,我们的一切行动、一切行为表征都必须协调一致、有机统一——意念仿佛身不由己,其发展只是为了实现某种终极理想目标;肉身也不例外,同样致力于形成一个有机整体,朝着某个理想目标发展,而且,这一理想目标早在胚胎萌芽之初就已形成。举例来说,假如身上皮肤出现损伤,整个人体都将迅速赶来救援,以帮助皮肤尽快恢复完好状态。不过,肉身并不是孤军奋战,完全靠自身的力量来施展其潜能。意念也会伸出援手,帮助肉身顺利康复。事实早已证明,持之以恒的培养训练、保持全身干净卫生,这些都对皮肤迅速康复具有重要价值。而所有这些,恰恰正是意念向肉身提供的援助,以帮助后者顺利抵达其终极目标。

自人生第一天开始,直至生命彻底终结,贯穿成长发育整个过程,意念与肉身间的这一伙伴关系始终存在,一刻不曾间断。

如同整体中两个无形的组成成分，意念与肉身始终保持着密切的配合。意念如同马达，负责挖掘肉身的全部潜能，并带动这些潜能克服重重困难，奋勇向前，以帮助肉身达到某种舒适安全、君临一切的状态。透过肉身的每一个动作、每一个表情和征兆，我们都可以看到意念及其目的所留下的印迹。人时刻处于运动之中，每一个动作背后都蕴藏着某种意义。他的双眼、口舌、面部肌肉都处于运动中，由此构成某种面部表情或某种意义。赋予这些表情意义的，正是人的意念。至此，我们或许已经初步了解了心理学，或者说"关于意念的科学"，本质上关注的对象是什么。心理学的研究范畴，就是探讨每个人所拥有的各种表情以及行为表征背后包含的意义，从中找到实现其终极目标的密钥，并将之与他人的终极目标进行对比。

在追逐舒适安全这一终极目标的过程中，意念时刻面临着一项不可推卸的任务，即：让这一终极目标具体化，计算和判断得出"这个具体点位就是舒适安全感的所在之处；只有按照这个具体方向行进，才有可能达到这一点位"。固然，这一过程中可能存在误判，但若没有明确的目标和既定的方向，行动将压根无从发起。比如，假如我把手举起来，那么意念中一定预设了我这样做的目的。现实中，意念所选择的行动方向甚至可能导致灾难性的后果，但之所以仍然选择了它，是因为意念错误地以为这一方向最为有利。因此，一切心理上的过失，本质上都是行动方向选择的过失。追求舒适安全，这一目标对所有人而言都没什么不同，然而，有些人对安全感所在的方向做出了误判，致使其具体行动偏离正轨。

假如我们注意到某一个表象或表征症状，但却无法辨识出

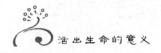

其背后的意义,那么,想要理解它有一个最有效的办法,那就是视其具体情况,首先将它简化成一个单纯的动作行为。我们不妨以偷窃这一表象来打个比方。所谓偷窃,就是将财物由他方转移到己方。现在我们来仔细分析一下这一动作的目的:增加己方财富,通过占有更多让自己感觉更安全。因此,该动作的出发点是一种心理感受,觉得自己贫困、有所缺失。接下来的一步就是要弄清楚当事人的处境究竟如何,究竟在何种情况下会觉得若有所失。最后,我们便可以发现,为改变自身处境和克服若有所失的心理感受,他所选择的路是否合适、行动方向是否正确,或者说,为确保满足自己的欲求,他选择的方法是否恰当。我们无须指责其终极目标,但却有充分理由指出,在将其终极目标具体化的过程中,他选择了错误的途径。

我们将人类对周围环境做出的改变统称为文化。文化是由人类意念发起、肉身落实执行的各种动作行为的产物。我们的一切成果,其灵感都源自我们的意念;我们肉身的发育,受到意念的指引和帮助。归根结底,任何一种人类行为表征背后无不受到意念目标明确的干预和介入。然而,也绝不应该过度强调意念自身的作用。假如我们希望克服困难,活力健康的肉身同样必不可少。因此,意念的作用在于以某种特定方式支配环境,以便肉身能得到保护,不受疾患、死亡、伤害、事故以及功能失调等问题侵扰。我们之所以拥有感知苦乐、营造幻想、判识利害的能力,正是为了服务于这一目的。这些感受驱使肉身进入某种特定状态、以某种特定反应来应对所面临的各种情况。幻想和判识力都是预见未来的方法,但其功能又不止于此——它们还可以激发情绪,肉身将据此情绪做出相应行动。基于这一点,一个人的情绪通常都带有鲜明的烙印，既标志着他所赋予生命的意义，也标志着他为自身努力所确立的目标。在很大程度上，虽然情绪支配肉身，但又不完全依赖于肉身，相反，无论何时，情绪都首先取决于当事人确立的目标，以及他继而养成的生活做派。

很显然，支配一个人的绝不仅仅是其生活做派。假如没有辅助因素影响，态度自身不足以构成表征。为付诸行动，态度需要借助情感来支援和巩固。个体心理学观点的创新之处在于，我们通过观察发现，情感永远不会与生活做派相矛盾。一旦目标确立，情感势必会自我调整，自然而然地朝向有利于实现该目标的方向靠拢。因此，我们超出了生理学和生物学的范畴；情感的生发，既无法靠化学理论来解释，也无法靠化学分析来预测。个体心理学必须以生理过程为先决条件，但我们更感兴趣的却是心理目标。与其说我们关心的是焦虑是否会对交感神经及副交感神经系统产生影响这一现象，不如说，我们更意欲探究焦虑产生的动因及其结果。

基于这一立场，我们无法认同焦虑的起因是性压抑或是出生时某种可怕的经历留下的后遗症等观点。这些解释纯属无稽之谈。我们知道，假如某个孩子对妈妈的陪伴、帮助和支持习以为常，则很可能会把焦虑当成支配和控制妈妈的一种有力武器，而不管焦虑的来由是什么。我们也不满足于仅仅将愤怒描述为一种生理表征。经验告诉我们，愤怒是主导和支配某个人或某种情形的一种手段。我们可以想当然地以为，每一种生理及精神表征都必须建立在通过遗传获得的某些物质基础之上，但我们关注的焦点在于，在努力实现某一具体目标的过程中，当事人从这些物质基础中挖掘出了何种用途。这似乎才是唯一真正恰

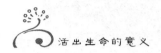

当的心理学观点。

从每一个人身上我们都可以发现，情感产生和发展的方向及其达到的程度，无一不与达到其目标所需要的基本条件不谋而合。他的焦虑或果敢、欢乐或悲伤，始终都与其生活做派交融契合，相应力度的大小、主导程度的高低，都与我们的预期刚好吻合。一个人要是通过表现得悲悲戚戚而达到了自感优越的目标，则不可能指望他会表现得开开心心，也不可能指望他对已有成就感到满足。只有让自己时刻都表现出一副苦兮兮的样子时，他才会感到开心。我们也发现，情感会根据需要随时出现或消失。广场恐惧症患者一旦回到家中，抑或在他能够凌驾于另一个人之上时，其焦虑感会莫名消失。对于生活中一切让自己感觉不够强大、自觉无法征服的情形，神经疾病患者都会竭力排斥。

一个人的情绪基调如同其生活做派一样很难改变。例如，懦夫始终都会是懦夫，即使他在弱小者面前可能表现得自命不凡，或者在有他人庇护时似乎表现得很勇敢。他或许会在门上装三把锁，会养警犬、设置陷阱，以此来寻求自我防卫，同时却坚称自己很勇敢。没人能证实他的焦虑感，但单从他不辞辛劳加强自我防卫这件事本身，其性格中的懦弱性便已表露无遗。

这点在性爱领域也同样可以得到验证。如果一个人总是渴望靠近其性目标，那么与性相关的各类情感肯定会有所流露。由于过度关注于某一点，他往往会将与此冲突的任务、不和谐的兴趣等统统排除在外，从而激发起相应的情感和功能。假如他拒绝将不恰当的任务、兴趣等因素排除在外，也便可以证明他缺乏这些情感及功能，表现为阳痿、早泄、性变态及性冷淡等。这

28

些不正常表现的根源，通常都是因为对追求卓越的目标认识不当，或者生活做派不正确。在这类病案中，我们经常可以发现一种倾向：渴望得到他人关心而不愿付出、缺乏社会情感、缺少勇气、动作行为不够乐观豁达。

我有一位患者，他是家中老二，总被一种无可逃脱的深深负疚感所困扰。他的爸爸和哥哥都极度重视诚实的品质。在这孩子7岁那年，他有一次告诉老师作业是自己完成的，而实际上那次是哥哥替他做的。长达3年的时间里，孩子将负疚感一直深埋在心里。最终，他找到老师坦白了自己撒了谎，但老师只是一笑置之，并不认为这是什么严重的错误。随后他含着眼泪找到爸爸，又一次做了坦白。这一次情况好些，爸爸对孩子喜欢讲真话的表现很自豪，于是表扬并安慰了他。尽管爸爸已经宽恕了他，这个孩子依然感觉十分沮丧。我们不免得出如下结论，孩子之所以会为如此微不足道的一件小事这般自我苛责，只是因为他太急于自我证明，显得自己如何为人高尚、行事严谨。家中过于凝重的道德氛围让孩子养成了追求完美品行的强烈冲动。在学业上、在社交受欢迎度方面，与哥哥相比他自惭形秽，于是决心另择蹊径，在自己选择的方面赢得一种优越感。

后来他还被其他形式的自责深深折磨。他手淫，在学业上也始终没能彻底摆脱作弊的恶习。每次面临考试，他的负疚感都会加剧。随着时间推移，他在这方面的问题也日积月累越发严重。因为过于敏感脆弱，他比哥哥心理负担更重，便为自己不能与哥哥匹敌找到了借口。大学毕业后，他打算从事技术工作，但强迫性负疚感已经发展到了极为严重的程度，他终日祈祷上帝能够原谅他，以致根本无暇安心工作。

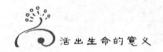

　　至此，他的状况达到了难以自拔的程度，不得不住进了精神病院，医生诊断他的情况已经无药可救。然而，一段时间后，他的症状居然出现好转，于是出了院。但临出院前，他提出请求，一旦病情复发，还得再接收他进来。他换了工作，开始学习艺术史。到了考试的时候，在一个公共节假日，他来到教堂，当着一大群人的面躺倒在地，大声呼喊："我是世界上最大的罪人！"凭借这种方式，他又一次成功地将焦点引向自己敏感脆弱的灵魂。

　　在精神病院又住了一段时间后，他出院回家。有天中午下楼吃午饭时，他居然全身赤裸着。他体形不错，健壮结实，就这点而言，完全可以与哥哥以及其他任何家人相媲美。

　　究其根本，他的负疚感只是一种手段，意在显得比别人更诚实。通过这种方式，他力求获得一种优越感。不过他将努力的方向放在了对人生毫无意义的一面。逃避考试、逃避工作的做法，流露出一种懦夫的特征，也加剧了他内心深处力不从心的感觉。他整个神经中枢系统的目标，就是刻意将一切可能会遭遇失败的活动均排斥在外。从他仰面朝天躺倒在教堂众人面前的不光彩行为，从他赤身裸体走进餐厅的骇人之举，都可以清楚看出相似的心理，即争强好胜。他的生活做派要求他如此，由此而产生的情感与这一目标全然吻合。

　　如我们前面所见，在生命之初的四到五年里，人的意念便已初步形成一个有机统一体，并构建起了意念与肉身间的关联。基于从父母身上遗传得来的先天因素，加上从周围环境中所获知的印象，他会不断地自我调适，以使其适应于追求卓越这一目标的需要。及至年满 5 岁时，其个性人格便已基本定型，他所赋予生命的意义、追求的目标、行事方式、情感倾向等都已完全确立和固化。这些在他日后生活中有可能发生改变,但前提是他需要摆脱掉早期人格定型阶段所形成的错误观念。正如以往生活中的一切行为表征都与他对人生的解读一脉相承一样,现在依然如此,假如他能够彻底修正先前的错误,那么,生活中新显现出来的行为表征也将会与他对人生的全新解读如出一辙。

人与周围环境相接触并从中获取印象,凭借的正是自身的生理器官。因此,通过他训练自身肉体的方式,我们将不难判断出他打算从周围环境中获取什么样的印象,以及他打算如何利用自身经历。假如我们留心观察他看东西、听声音时的方式,留意一下吸引其注意力的都是些什么,定能从中获取很多关于他的信息。正因如此,一个人的体态姿势才如此重要:它将向我们揭示某个人的生理器官曾接受过什么样的训练,它们在选择印象过程中被赋予了何等用途,如此等等。无论何种情况下,体态姿势都始终是条件反射的产物,其形成取决于意义。

至此,我们可以将心理学的定义再进一步扩展。心理学的研究内容,就是去了解一个人对自己的肉身所持的态度。我们也将逐渐明白,不同人思想上的巨大差异是如何形成的。如果肉身不能很好地适应周围环境,在满足周围环境的需求方面面临困难,那么意念通常会将之视为负担。因此,在心智发育方面,受器官缺陷困扰的孩子往往会面临更大的阻碍。对他们而言,让意念来影响、驱动和支配肉身朝优越的状态发展难度将会更大。较之其他人而言,假如他们想要达到同样的目标,意念就必须付出相对更多的努力、思想也要求更加集中。结果便是意念将超负荷运转,人也会相应变得更以自我为中心,显得高傲自负。假如一个孩子长时间耽虑于自身器官的缺陷和行动上的不

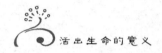

便,那么他将很难有精力关注自身之外的世界。他将既没有时间、也没有自由去培养对他人的兴趣。作为其后果,当他长大成人后,无论在社交情感,还是在合作能力方面,发育都将会相对欠缺。

　　器官缺陷固然可能带来诸多不便,但这些不便也绝非是不可挣脱的宿命。假如意念自身能够做到积极乐观并努力训练,克服困难,那么,这个人也极有可能获得成功,而且,成功的程度丝毫不亚于那些压力较低的人士。实际上,尽管面临诸多障碍,很多存在器官缺陷的儿童所获得的成就往往远大于某些生理条件一切良好的儿童。于他们而言,缺陷是一种激励因素,鼓励他们走得更远。打个比方,假如有一个孩子因为眼部缺陷而承受着非同寻常的压力,那么,他可能会更努力地去看清东西。他会更加关注视觉世界,更乐意去甄别不同的颜色和形状。到最后,和那些看东西从来不觉得吃力、也从没仔细关注过细微差异的正常孩子相比,他的视觉体验很可能更加丰富。如此说来,器官缺陷最终却有望成为巨大优势的源泉,但前提是意念需要找到合适的方法来克服困难。我们知道,画家和诗人之中,相当比例的人都曾被某种视觉缺陷所困扰。在训练有素的意念的支配下,这些缺陷的不利影响将得到最大程度的克服,他们的双眼会得到更多目标明确的训练。或许,以下例子可以更清楚地体现出这一补偿功效。比如说,一个孩子天生是左撇子,但周围人却没意识到这一点。于是,在家里,或者在上学初期,周围人总是训练他去用发育相对欠佳的右手。因此,在写字、画画或手工方面,他的确不具备先天优势。可以预期,假如能充分发挥意念的作用,克服上述困难,则这些原本不具备先天优势的右手极有可

32

能培养出相当高的艺术天分。事实也的确如此。很多情况下，同其他孩子相比，左撇子的孩子往往书法写得更漂亮、绘图作画的天赋更高、手工技艺更高超。借助合适的手段，辅以强烈的兴趣、正确的指导和练习，他们成功地将劣势变成了优势。

　　只有当孩子愿意为全人类奉献，不以自我为中心时，对他的培养才有可能成功，让缺憾得以弥补。相反，假如他只关心如何让自己免于困境，那么就只会持续退步。只有当他付出的努力有看得见的明确目标，且在他看来，将要收获的成就远比路途的障碍更重要时，他才有望保持勇气。这其实是一个兴趣和目标的导向问题。如果其努力争取的目标是独立于自身之外的某件东西，那么他自然会努力培养和训练自身，用有助于实现这一目标的本领来武装自己。一切的困难和挑战，将只不过是通往成功之路上等待被征服的对象。相反，假如他的兴趣点在于强调自身的不利因素，或者，只是为了摆脱这些不利因素而漫无目的地争斗，那么很难指望他能有任何实质性进步。只靠幻想、祈祷或回避，永远不可能让笨拙的右手变得灵巧，除非靠切实有效的训练；内心中对获得成就的强烈愿望，必须足以抵消并超越笨拙的右手此前所带来的沮丧。假如孩子能够集中全部意志来克服困难，那他就一定有一个超越于自身之外的目标，而这一目标赖以存在的基础，也一定离不开他对现实、对他人以及对合作的兴趣。

　　一项针对患先天性肾道缺陷家族的调查研究，为我提供了一个极好的例证，表明对遗传禀赋处理方法的不同，会导致何等不同的结果。出生在这类家庭的孩子往往都饱受遗尿症困扰。器官性缺陷实实在在存在，并可以通过肾、膀胱等部位或脊柱裂

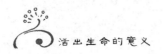

等征兆表现出来。患者还常伴有疑似腰椎缺陷等并发症状，身体这一区域的皮肤上往往会长有痦子或色斑。然而，这一器官性缺陷自身绝不构成遗尿症的充分条件。孩子并不是完全被动地受制于器官，而是会按照他自己的方式来控制这些器官。例如，有些孩子晚上会尿床，但白天却绝对不会尿湿裤子。有些情况下，随着环境变化或父母态度的变化，尿床的习惯会突然自行消失。除意志极度脆弱者以外，多数情况下，只要患儿不再拿器官性缺陷为其不当目的提供借口，那么，遗尿的毛病完全可以克服。

但是，很多情况下，我们对遗尿症患儿的态度，与其说是为了激励他们努力克服问题，不如说是为了拖延问题。训练有素的妈妈能够予以正确的培养和引导。如果妈妈引导不得法，就会让这一缺点不必要地拖延。在患有肾病或膀胱病变的家庭里，一切与泌尿有关的问题常被过于夸大。妈妈往往会不遗余力地去制止遗尿，殊不知这么做却是一个巨大错误。孩子如果发现妈妈对这点是多么在意，则很可能心生抵触。这将为他提供一个绝佳的机会，来彰显他对这一教育方式的抵触情绪。假如孩子对父母给予的治疗存在抵触心理，那么就一定能够找到合适的方法，在父母表现得最为脆弱的时刻向他们发起攻击。德国一位著名社会学家发现，在犯罪分子中，相当多人的家庭背景都与打击和控制犯罪有关，不少人都出身于法官、警察或监狱管理员之家，其比例之高令人惊讶。此外，出身于教师家庭的孩子，学习成绩却往往不可救药地差。以我本人经历来说，情况的确如此；此外我还发现，神经功能患儿之中，相当多都来自医生之家；少年犯之中，相当多都出身于牧师之家。与此类似，如果父母过于在意泌尿问题，自然为孩子打开了一条明确的道路，让他们有机会来证明自己自有主见。

遗尿问题还为我们提供了一个极好的例子，以说明梦境会如何唤起相应的情绪，以适应于我们的行动意向。尿床的孩子总会梦见自己下床走进卫生间。他们以此为借口为自己开脱，为尿床行为找到一个合理的理由。尿床所能达到的目的通常是吸引他人关注、支配他人，无论在白天还是夜间，都要占据别人的注意力。也有些时候，其目的在于故意惹恼他人，于是遗尿也就成了一种宣示敌意的习惯。无论从何种角度，我们都可以发现，遗尿实质上是一种很有创意的行为表征手段，孩子在用膀胱而不是嘴巴说话。器官性缺陷不过是为他提供了一种表达自我的途径而已。

用这种方式表达自我的孩子总是处于紧张状态。通常，他们都属于那种被宠坏的孩子，由于不再是人们关注的独一无二的焦点，因而感觉失去了受宠的地位。或许是因为家里新添了孩子，让他们担心不能再继续独享妈妈的爱。于是，遗尿便成了一种接近妈妈的行为，尽管这一方式会令人不快。就其功效而言，相当于他在说："我不像你认为的那样已经是大孩子了，我还需要你的照顾。"另换个不同场合，或者另换个其他器官性缺陷，他们仍会找到相应的途径。比如，他们也许会借助声音来建立联系纽带，他们会在夜里表现得焦躁不安，或者号啕大哭。还有一些孩子会梦游、做噩梦、从床上掉下来，或者会抱怨口渴，要求给拿水，等等。所有这些表征背后的心理都很类似，所选择的表现症状，一部分取决于器官状况，另一部分取决于周围环境中人的态度。

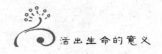

　　这些例子很好地表明了意念对肉身的影响。极有可能,意念不单单可以影响我们对某种身体症状的选择,还可以影响和支配肉身的整体结构。关于这一假设我们目前没有直接证据,也很难想象如何去确立这类证据。然而,这类证据却再明显不过。如果一个小孩天性怯懦,那么,这种怯懦在他一生整个发育过程中都会反映出来。他不会在意生理方面的成就,更准确地说,他认为自己压根没有可能在生理成就方面占据优势。其后果就是,他不会考虑去努力地进行有效的肌肉训练;对能有效促进肌肉发育的一切外部促动力,他都予以排斥。由于兴趣发展遭遇限制和阻碍,他将永远落在别人后面。相反,另外一些孩子,由于愿意接受肌肉训练且乐在其中,身体则会日益健壮结实。

　　基于上述考虑,我们完全有理由得出结论,肉身形成和发育的整个过程都受意念影响,同时也反映了意念的疏误或不足。我们经常能看到某些身体表征,这些表征显然都是精神失误所导致的最终后果,因为后者未能找到正确的补偿机制来克服困难。例如,我们可以确信,在人生最初的四至五年间,内分泌腺体自身发育会受到影响。腺体缺陷对一个人行为的影响并非是绝对的;相反,它们时刻都会受到周围整体环境的影响,受孩子接收外来印象的方式影响,也受意念在这一饶有趣味的情境下所参与的创造性活动影响。

　　或许还有另外一项证据更容易理解和接受,因为它更为人们所熟悉,所导致的也只是肉身的临时性表征,而不是长期固定的特征。某种意义上来说,每一种情绪都有其对应的身体表征。每个人的情绪都会通过某种直观可见的形式流露出来,或许是其身体姿势和态度,或许是面部表情,再或是其双腿双膝的抖动。从器官本身也可以观察到类似变化。比方说,假如某人面色绯红,或者面色苍白,其血液循环也一定会受影响。人在受愤怒、焦虑、悲伤或其他任何情绪影响时,其身体也会讲话,而且,每个人的身体在讲话时所使用的语言也各不相同。同样是感到恐惧,一个人的身体表现可能是发抖,第二个人可能是毛发竖立,而第三个人则可能表现为心慌悸动。还有其他人可能表现出冒汗、呼吸困难、声音沙哑,或者身体收缩、抖动不止等症状。再有其他情况下,身体可能变得僵硬,出现食欲不振、恶心呕吐等现象。对某些人来说,情绪的影响主要体现在膀胱上;而对其他人而言,受影响的也许是性器官。面临考试时,很多孩子会感到性器官出现勃起。众所周知,罪犯在作案后往往会频繁光顾妓院,或去找情人。在科学界,有些心理学家认为性欲和焦虑心理总是形影相随,另外一些心理学家认为两者之间毫无瓜葛。双方各自的观点取决于本人的亲身体验。对有些人而言,两者的确存在关联,对其他人而言,关联则不存在。

　　上述所有反应分别属于不同类型的个人。我们或许可以发现,从一定程度上看,它们具有遗传性。这类生理表征通常可以给我们提供线索,了解这个家族共有的某些弱点或独特特征。家族中其他成员很可能也会有酷似的反应。不过在这一方面,如果我们尝试去了解一下意念是如何通过情绪来激活相应的生理条件反射的,那将尤为有意思。情绪及其生理表征可以告诉我们,在它认为有利或不利的情况下,意念会如何作用和反作用。举例来说,一个人在发脾气时,他会希望能够在尽可能短的时间内快速克服自身的缺憾。那么,在这种情况下,最好的办法

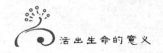

似乎就是击打、指责或攻击另一个人。这种愤怒的情绪继而对其他器官也产生影响：或动员它们加入行动，或向它们施加额外压力。有些人发怒时往往同时伴有其他反应，如腹痛、脸红等。由于体内循环显著改变，随之而至的可能还会有头痛等症状。偏头疼或习惯性头痛等症状的背后，我们通常都可以找到当事人不愿承认的某种怨气或屈辱。而对其他一些人来说，愤怒可能导致三叉神经痛或类似于癫痫性质的抽搐等症状。

迄今为止，还没有人对意念影响肉身的具体机制进行过彻底的探索，或许，完全了解这一过程永远也不可能实现。精神紧张既可能影响到人体主动系统，也可能影响到其植物神经系统。一个人一旦感觉到压力，其主动系统便会有所行动，如拍桌子、捏嘴唇或撕扯纸张等。要是他感觉紧张，就一定会做出某种动作，而咬铅笔、嚼雪茄等动作为他释放紧张情绪提供了一个出口。这些动作向我们表明，他感觉自己受到了来自某些方面的巨大压力。不管他是在生人面前脸红，还是浑身发抖，再或出现痉挛，其本质都一样，都是紧张导致的结果。通过植物神经系统，紧张情绪将传遍全身。于是，随着每一种情绪出现，整个身体也将进入一种紧张状态。不过，这一紧张状态的显性表现并不是在每一个节点都显而易见。我们所说的症状，指的仅仅是可显现清晰结果的那些节点。假如我们观察得再仔细一点，会发现，在一种情绪的表达过程中，全身每一个部位都介入其中；而这些生理表现都是意念和肉身相互作用的结果。关注意念对肉身、肉身对意念的双向互动关系永远都非常必要，因为两者都是我们所关心的"总体"中的有机组成"部分"。

从这些证据中，我们或许有理由得出结论，生活做派及其相应的情感特质对肉身发育会施加持续的影响。假如儿童在出生后很早的时候就奠定了其生活做派这一说法成立，那么，只要我们经验足够丰富，就理应能够在其后期生活中找到相应的后续生理表征。假如一个人性格果敢刚毅，那么，这一态度的影响就一定会在他的体质上有所体现：他的体格肯定与其他人不同，肌肉会相对更结实紧致，体态动作也会更加稳重有力。体态很可能对身体发育具有相当重大的影响，而且在一定程度上也恰恰解释了为什么有的人肌肉会更加结实、更有活力。果敢的人，其面部表情也会不同于常人，并最终形成与众不同的五官构成特征，甚至就连其颅骨结构也可能受到影响。

时至今日，我们已经很难否认意念会影响大脑。病理学案例表明，因左脑损伤而丧失读写能力的人，通过对大脑其他部分的有意训练，已经成功地恢复这一能力。下面的情形并不罕见：某人因中风致使大脑局部出现永久性损伤，然而，大脑其他部分会予以弥补，修复器官功能，从而使得大脑整体机能再次完善。这一点尤其重要，它将有助于验证将个体心理学应用于教育领域的可行性。如果说意念能够对大脑产生如此重大的影响，如果说大脑不过只是意念的工具（尽管是至关重要的工具，但毕竟仍只是工具），那么，我们就理应能够找到合适的方法，来开发和改进这一工具。大脑规格固然生来已定，但没有任何人注定要一辈子受其限制：或许我们可以找到某些方法，让大脑更好地适应于我们的人生。

意念假如选择了错误的目标和方向，比方说，如果它拒绝培养合作能力，那么，就将不可能对大脑发育产生积极的影响。正因如此，我们才发现，很多缺乏合作能力的孩子在进入成年后，

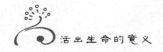

智力和理解力的发育状况也不尽如人意。既然成人整体发展状况能够反映其人生之初四至五年间所确立的生活做派的影响，既然我们能够直观地看到其统觉系统以及他所赋予生命的意义带来的结果，我们就应该能够诊断出阻碍他参与合作的症结，进而帮助他修正错误。在朝这一方向发展的路上，个体心理学早已迈出了里程碑式的一步。

多位作者曾指出，意念与肉身表征之间存在一种相对稳定的关系，但似乎都没有尝试去探讨两者之间的桥梁。比如，克雷奇默曾介绍过我们怎样能通过身体结构来发现它与某些类型的意念之间的对应关系。他由此确立了几种类型，并认为绝大部分人都分别属于其中某一种。例如，平克诺伊兹（pynknoids）就是其中典型的一类，他们通常圆脸、短鼻、易发福。正如裘力斯·恺撒所期望的那样：

祈望我的勇士都拥有

健硕的身躯，圆圆的脑壳

能够一夜安睡至天光破晓①

克雷奇默认为，这种长相的人通常与某些具体的精神特质相对应，不过，其作品却没能介绍清楚这一关联性的成因。在我们自己的经验中，这类长相的人似乎很少会受到器官缺陷的困扰，体格非常契合我们的文化。在生理方面，他们可以与任何人匹敌，对自身力量充满自信。他们不会紧张，若要参战，他们会表现得非常自信，会坚定地认为自己能胜任。但他们未必会视

---

① 《裘力斯·恺撒》第一场第二幕。——作者注

他人如同仇敌，也不会以敌对的态度与生活抗争。某心理学流派将这类人称为外向型人格，但却没能对其原因予以解释。我们完全可以预期，这类人通常天性外向，因为他们在肉身方面没有任何麻烦。

克雷奇默发现的与此恰恰相反的另一类是分裂型人格（schizoid），这类人通常要么长得像个孩子，要么出奇的高大，长鼻子，卵形脑壳。他判定这类人通常内敛、含蓄，如果遭遇精神挫折，很可能患上精神分裂症。借用恺撒的话来说，这类人：

> 卡修斯那家伙长相面黄肌瘦
>
> 他心机似海，疑虑重重
>
> 这种人不可深交①

这类人大概自幼受到器官缺陷的困扰，因此倾向于以自我为中心，性格相对悲观和"内向"。他们往往索取甚多，一旦认为自己没得到足够关照，便会感觉痛苦不堪、敏感多疑。不过，克雷奇默本人也承认，我们会发现很多混合型人格，更有甚者，即使在平克诺伊兹型人格者身上，有时也会表现出分裂型人格的某些代表性特征。关于这点，我们可以作如下理解：他们的生活境况或许遭遇了其他压力，使得他们变得怯懦、灰心。此外，无论是哪种性格特征的孩子，如果我们总是连续不断地打击、挫伤他，也将完全有可能使他的行为方式变得与分裂型人格者一模一样。

假如经验足够丰富，我们就有可能通过某人身上的所有局

---

① 《裘力斯·恺撒》第一场第二幕。——作者注

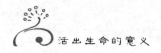

部表征判断出他的合作能力。实际上，人们无意间始终都在努力寻找这一方面的征兆。合作的必要性时刻都在向我们施加着压力。虽然未必科学，但凭借本能，我们早已发现了某些蛛丝马迹，指引着我们在充满混乱的生命中更好地找准方向。用同样的方法我们也将发现，历史上所有重大变革之前，人类意念就已经意识到了实行变革的必要性，并会为之付出努力。假如我们在努力过程中仅仅依靠自己的本能直觉，那么，错误和过失就难免发生。人们素来不太喜欢那些长相明显与众不同的人，如五官残缺、驼背等。在潜意识里，人们往往会没来由地认定这些人不适合合作。但这是个极大的误区，尽管这些判断很可能有其经验基础。如何提高这些深受独特长相困扰的人的合作能力，目前尚无对策。因此，他们的缺点往往被过度夸大，进而使他们成为大众认识误区的受害者。

以下简要总结我们的立场。在生命之初的四至五年内，儿童就会形成统一的心理目标，并确立起意念与肉身之间的关系。稳定的生活做派将形成和显现，并形成与之相应的情感和生理"习性"。其成长发育过程将包括一系列大大小小的合作。正是从这些不同程度的合作中，我们学会评价和理解一个人。所有失败的案例中，一个共同的特征就是合作能力水平较低。在此，我们可以进一步将心理学定义如下：心理学的意义就在于洞察人在合作能力方面的不足。既然意念是一个完整统一体，其所有表征中都贯穿着一种相同的生活做派，那么，一个人所有的情感、思想就必须始终与这一生活做派相协调。当我们在某人身上发现了某些显然会导致困难且与他本人利益相悖的情绪，那么，如果从一开始就试图让他改变这些情绪，将注定无济于事。

这些情绪与其生活做派所需要的行为表征刚好吻合。只有他主动改变其生活做派，这些情绪才有可能彻底根除。

在这一方面，个体心理学能够为我们的教育观、医疗观等提供一项独特启示。仅仅针对某单一症状或行为表征来寻求治疗方案注定徒劳无益：必须综合考量当事人整体生活做派、其意念对过往经验的理解、对人生意义的认知、对来自本人身体及周围环境的信号所做出的反应等因素，从中发现错误的症结所在。这才是心理学真正的使命。如果只是拿针尖戳孩子，看他能跳多远，或者只是给他挠痒痒，看他笑得有多大声，那就不配称之为心理学。这些在当今心理学界广为使用的小伎俩，或许确实能够为我们揭示某个人的某些心理，但前提是，只有当它所揭示的证据能够反映出某种固定、独特的生活做派时，才真正具有意义。生活做派才是心理学真正的研究对象，是心理学研究的原始素材。以其他东西作为研究对象的流派，总体而言，关心的不过是生理学或生物学方面的内容。对于那些只专注于刺激与反应研究，或企图追溯"心理创伤"或恐怖的过往经历及其影响，再或醉心于遗传能力分析及其发展发育方式的研究者，上述判断同样适用。但在个体心理学领域，我们真正关注的是心理本身，是完整统一的意念。我们研究的对象是每个个体赋予世界以及自身的意义、他的目标和努力方向，以及他应对人生重大问题的思路和理念等。了解不同人心理方面的差异，迄今为止，我们所能想到的最行之有效的办法是分析不同人在合作能力和水平方面存在的区别。

第三章

世人皆有争强心
——自卑感与优越感

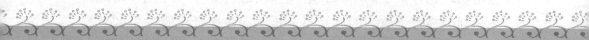

如果有人渴望卓越，但对如何达到卓越状态却理解不当，该怎样做才能有效帮助这些人呢？假如我们能够意识到，争强斗胜的愿望人人都有，那么做到这一点其实并不困难。

"自卑情结"是个体心理学最重要的发现之一,如今近乎人尽皆知。很多流派的心理学家都采用了这一术语,并将它应用于从业实践中。然而,我真的不敢肯定,他们是否确实理解这一概念,或者说是否恰当应用了这一概念。打个比方说,如果我们只是简单告诉患者说他的问题是自卑情结,那根本不可能有任何帮助,因为这样做只会加剧其自卑感,不能实实在在地引导他克服这一心理。我们必须通过其生活做派中流露出来的种种迹象来甄别他究竟经受过何种具体挫折,必须精准地找到他在哪一点上勇气不足并适时予以鼓励。每一位神经病患都有自卑情结,无一例外。他们的主要区别在于他在什么样的具体情况下会感觉无力继续有益的生活做派,以及他为自己的一切努力和行为设置了什么样的限制。如果想要一个人更有勇气,仅仅跟他说"你有自卑情结"是没有任何意义的,这就好比你跟一个头痛的人说"我能说出来你问题在哪里,你头痛"不可能让他的头痛消失一样。

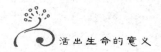

　　假如你问他是不是感觉自卑,很多神经病患的答复肯定是:"不,没有。"有些人甚至可能回答:"恰恰相反。我很清楚,我比身边人都更优秀。"我们不需要直接询问,只需要用心观察一个人的行为即可。正是通过其行为表现,我们会发现,他是通过什么方式和途径让自己相信自己很重要的。比如说,如果我们看到一个人表现得非常高傲,那就基本可以判断出他的心思:"别人可能不把我当回事,但我必须让他们知道,我是个有身份的人。"再比如,如果我们看见一个人说话时总是伴随着很夸张的手势动作,就可以从中揣测出他的想法:"要是不刻意强调,我说的话可能就没什么分量。"我们完全有理由推测,每一位行为举止自视甚高的人背后都有某种形式的自卑心理,只不过这一心理被他刻意掩藏起来了而已。这就好比一个身材矮小的人,由于担心别人说自己个矮,所以走路时总会踮起脚尖,以便看上去显得高大些。当两个小孩比身高时,我们常常可以看到这种表现:那个担心自己矮小的肯定会故意挺起腰身,浑身绷得紧紧的。他会试图让自己看起来比实际更高大。假如我们问这样的小孩:"你是不是感觉自己太矮小?"估计很难指望他会同意这一事实。

　　因此,我们无法由此推论,有强烈自卑感的人一定会显得恭顺、安静、克制或随和。自卑感的表现形式千千万万,或许我可以通过一则小趣事来说明这点。三个小孩第一次被带到动物园。走到狮子笼前时,其中一个孩子缩到妈妈裙子后面说:"我想回家。"第二个孩子呆立在原地,脸色苍白,浑身发抖,嘴上却说:"我一点儿也不害怕。"第三个孩子眼睛直直地瞪着狮子,问妈妈说:"我可以冲它吐唾沫吗?"三个孩子实际上都感到自卑,但每个人都各有其独特的表现方式，而其表现方式又与其生活做派一脉相承。

从某种角度来看，自卑感在我们每个人身上都有所体现，因为每个人都会碰到各种不尽如人意、希望得到改进的情况。假如我们勇气犹在，就会果断地采用唯一直接、现实、也最合适的方式去克服这些情绪，努力去改善这一境况。没有任何一个人能够长期忍受自卑情绪。用不了多久，他便会陷入一种紧张状态，驱使他必须采取某种行动。不过，假设某人勇气丧失殆尽，根本不相信通过自己切实的努力能让局势有所改观，即便如此，他也仍然难以承受自卑的感觉，仍然会努力挣扎去消除这些情绪，只不过所选择的方式无助于他进步而已。他的目标依然是要"超越困境"，但所用的方法不是努力去克服障碍，而是通过自我催眠，或者说自我麻醉，让自己进入一种自我优越的虚幻感觉。与此同时，自卑的情绪将不断累积汇聚，因为导致这些情绪产生的根本境况并没有改变，诱因依然在那里。每往前走一步，自我欺骗就更深陷一层，所有的问题也将越发紧迫地逼近他。如果不明就里，单纯观察其行为动作，我们很可能以为这些动作都无的放矢，不会把它们当成是当事人为了改进局势而刻意做出的努力。然而，一旦我们搞明白，与其他每一个人一样，他也是在努力争取获得一种游刃有余的感觉，只是对改变客观局势已经不抱希望，那么，我们便会清楚地发现，他的一切行为动作，彼此间实际存在着一种非常密切的逻辑关联。如果他感觉弱小，就会移到一个能让自己感觉强大的环境中。他不是努力锻炼让自己变得强壮，变得行为处事游刃有余，而是自欺欺人，试图让自己显得强壮有力。这种自欺欺人的努力只能算一种片面

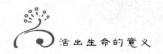

的成功。假如感觉无力胜任工作,他很可能选择在家里做个暴君,以此达到妄自尊大的目的。这一方式或许可以让他暂时麻醉自己,但自卑的情绪却如影随形。同样的老问题将一再触发同样的自卑情绪,构成他精神生活中永恒的暗流。或许只有到了这时,他的表现才真正可以称之为我们通常所说的自卑情结。

　　现在我们可以给自卑情结下个定义。当某人遇到自己无法很好地适应,或没有足够能力解决的问题,并流露出某种信号坚持认为自己没有解决能力时,便陷入了自卑情结。从上述定义可见,愤怒完全可以视为自卑情结的一种表征,如同眼泪、歉意。由于自卑情绪总是导致紧张,因此也总会随之产生一种补偿性行为,以获得一种优越感。但这种以优越感为目标的补偿性行为不再是为了真正解决问题,而是将努力用在了人生毫无意义的一面,真正的问题却被搁置或排斥。当事人不仅不去发奋图强、争取成功,反而会竭力将行动局限在一定范围,耽虑于如何避免失败。面对困难,他给人的印象总是犹豫不决、停步不前,甚至畏首退缩。

　　从陌生环境恐惧症病例中可以清楚地看出这一点。这一症状代表了患者心中坚信不疑的念头:"我不能走得太远。我必须让自己待在熟悉的环境中。生活中充满了各种危险,我必须尽力避开。"如果某人始终恪守着这一态度,那么便总会将自己关在屋里,或蜷缩在床上不肯下来。在困难面前,退缩心理最彻底的表现形式就是自寻短见。这种情况下,面对人生中一切问题,自杀者都彻底放弃了希望,固执地认为已经没有任何办法可以让自己的境况有所改变。假如我们能够意识到,自寻短见本质上无一例外都是一种指责或报复行为的话,也便可以理解,为什么说自杀者其实也是在争强斗胜，以寻求某种形式的超越。在每一起自杀事件里，自寻短见者选择在谁家门口了断，也就等同于将自己的死归咎于这家人。这就好比自杀者在说："我是天底下最温柔、心思最细腻的人，而你却用最冷酷的方式待我。"

或多或少，每一位神经患者都会限制自己的行动范围，限制与周围整体环境的接触。他总是试图与人生中那三个最真实、最重要的问题保持距离，而将自己局限在自认为有能力主导的情境中。靠这一方式，他为自己构筑了一方狭窄的栖所，关上房门，在没有风雨、没有阳光，也没有清新空气的环境里过着自己的生活。究竟是靠横行霸道，还是靠拐弯抹角达到主宰他人的目的，这完全取决于他所受的熏陶——他一定会选择屡试不爽、最行之有效的那种方法。有时，如果对一种方法不满意，他会尝试另换一种。但无论如何，其目的都并无二致，即：不用靠努力改善境况就能获得一种优越感。受了挫折的孩子，如果发现眼泪是控制他人的最佳途径，就一定会成为一个"哭鼻子虫"，而"哭鼻子虫"与成年时的精神忧郁症之间存在着一条直接的联系纽带。我把泪水和抱怨这两样东西称为"水性力量"，是破坏合作、让他人沦入奴隶境地的有力武器。对于这类人，还有那些饱受羞怯、窘迫或负疚心理困扰的人，我们能够从表面发现其自卑情结。他们会毫不犹豫地承认自己的弱点，会坦言自己不能很好地照顾自己。然而，他们有意隐瞒、深藏不露的，却是对至高无上地位的推崇，是不择手段争抢第一的强烈欲望。另一方面，吹牛成瘾的孩子乍一看表现出来的是一种优越感，但如果我们透过言辞仔细分析其行为，将不难发现，这种优越感的背后，其实隐藏着一种他们秘而不宣的强烈自卑感。

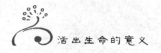

　　所谓俄狄浦斯情结,在现实生活中不过是神经病患"狭窄的栖所"里一个比较特殊的例子。假如某人没有勇气面对大千世界中的爱情问题,那么他将很难成功克服这一情结。假如他仅仅将自己的行动领域限定于家庭这个小圈子里,那么,在这个小圈子的界限内来编织他对性爱问题的理解也就不足为奇。由于缺乏安全感,他从未将关注兴趣点扩展到身边熟悉的少数几个人之外。他担心,在与其他人的交往中,无法像以往熟悉的那样来控制和主导他人。俄狄浦斯情结的受害者通常是那些被妈妈溺爱的孩子,其所受的熏陶让他们以为,自己的意愿理所当然应得到满足;他们从来没有意识到,通过自己在家庭小天地之外自力更生的努力,同样也可以赢得关爱和亲情。即便到了成年,他们依然不能摆脱妈妈的裙摆。婚恋关系中,他们寻找的不是平等的伴侣,而是一个奴仆。而在所有能够像奴仆一样尽心尽力顺从和支持自己的人之中,最可靠的无疑是妈妈。或许,我们在每一个孩子心中都能够灌输一种俄狄浦斯情结。只需要一个娇惯、溺爱他的妈妈,拒绝引导孩子对身边其他人产生兴趣和关注,再加上一个相对冷漠、疏远的爸爸,养成这一情结的全部条件便已一应俱全。

　　从神经错乱者的症状表现中,我们可以清晰地看出其行为受限的情形。透过口吃者的言谈,我们可以看出他迟疑不决、优柔寡断的态度。内心残存的交际愿望驱使着他与周围同伴建立联系,但由于自我评价不高,又害怕直面考验,这与他心中对交际的渴望形成冲突,导致他说话时犹犹豫豫。学校里的"后进生"、三十几岁仍没找到工作的男女,抑或迟迟搁置婚姻问题者、一遍又一遍重复同样动作的强迫症患者,还有白天工作疲惫不堪、夜间却彻夜难眠的失眠症患者,所有这些人身上都存在自卑情结,致使他们在解决各种人生问题时僵滞不前。手淫、早泄、不举以及性变态等症状,背后往往都隐藏着一种优柔寡断的生活做派,其根源则在于担心与异性交往时无法做到游刃有余。假如我们问:"为什么那么担心不能游刃有余?"那么,与自卑心理如影随形的另一种心理便会暴露,即争强好胜的心理。答案只有一个:"因为他给自己确立的成功目标过于高不可及。"

前文已经说过,就其自身而言,有自卑心并无什么不妥。这一心理是人类境况中改善一切的根源。例如,只有当人们意识到自己无知、感觉到预知未来的必要性时,科学这门学问才应运而生。科学是人类为改善周遭环境、更好地了解和支配宇宙而付出努力的产物。事实上,在我看来,全人类文化的根基都在于自卑心理。想象有一天,一位跟我们没有任何利益瓜葛的局外人造访我们这个星球,想必他一定会做出如下结论:"这些人类,成立那么多社团和机构,费那么大劲营造安全感,靠房子遮挡风雨,靠衣物御寒保暖,靠宽敞便捷的街道出行,显然,他们一定是把自己当成了地球上所有种群之中最脆弱的那种。"就某种意义而言,人类的确是所有生灵中最脆弱的物种。我们不像狮子、大猩猩那样强壮有力,在应对独自生存所面临的诸多困难方面,很多动物都远比我们更有办法。的确,有些动物会通过相互联合来弥补自身的不足,如它们会结群共生,但人类却需要形式更多样、深度更广泛的合作,其程度超出了我们在地球上其他任何地方所能找到的合作。人类的婴儿尤为脆弱,需要多年的精心呵护和关爱。既然每一个人都曾经历过最娇小、最脆弱的人生阶段,既然人人都知道,假如没有合作,人类就只能完全听凭

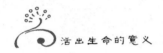

自然环境摆布，我们也就完全可以理解，一个幼童如果从来没有接受过训练，从来不知道合作是什么东西，那么就注定会坠入悲观绝望的境地，背负挥之不去的自卑情结。我们也同样可以理解，即便对于那些尤为擅长合作的人，他们在生活中也仍将面临无数的问题和挑战。没有一个人敢妄称他已经达到了极致，完全实现了他所追求的终极目标，成为周遭环境的终极主宰。人生太过短暂，我们的肉身太过脆弱，人生的三大问题，时时刻刻都需要我们找到更丰富、更充实的解决方案。终极解决方案距我们似乎只有咫尺之遥，然而对于既得成就，我们却永远不会心满意足。无论何种情况下，追求更好的努力永远都不会停步。对乐于合作者而言，追求的整个过程、一切的努力和付出，都是那么充满希望、那么健康有益，其终极方向都是为了真正改善人类共同的境遇。

不可否认，我们所追求的人生终极巅峰或许永远无法抵达，但想必没有任何一人会因此而杞人忧天。假设某天有一个人，或者说我们全人类都抵达了一个没有烦恼、没有困难、没有挑战的境地，我想，生活在那样的环境中一定十分乏味。若果真那样，一切都可以提前预见，一切都可以事先计算得精精确确；明天不会带来任何令人喜出望外的机会，未来也没有任何东西值得期许。毫无疑问，生活之所以令人着迷，首要原因恰恰是未来充满不确定性。假如凡事都胜券在握、成竹在胸，那么，一切的交流切磋、思想碰撞和发现创新也便无从谈起。科学将走向终结，身边的宇宙也将不过是早已听过的传说。艺术和宗教也将失去意义，因为二者的本质在于构想我们尚未抵达和实现的目标，以此启迪和激发人类的思想。人生的挑战不会如此轻易地枯竭,此乃我们人类的幸事。人类追求超胜的努力永无止境,我们总能发现或制造新问题,为开展合作和奉献创造机会。神经病患从一开始便遭遇阻碍,其解决问题的方案停留在较低层面,因此所面临的困难也相应更大。相对正常的人则倾向于不断探索,寻找问题的解决方案,在身后留下一道成长和积累的轨迹;他总是能够不断发现新问题,找到新方案。基于这点,他为人奉献的能力得以不断提升:他不会自甘落后,沦为同行者的负担;他不需要,也不会苛求特别关照。相反,凭借无尽的勇气和独立意识,凭借其社交情感的指引,他总是能够奋勇前行,解决所面临的一切问题。

对每个人而言,追求卓越的目标都既切身又独特。这一目标取决于他所赋予人生的意义。这里所说的意义不仅仅停留在文字层面,还深深融汇在他的生活做派中,就像一段自编自创的独特旋律,流淌贯穿他的整个人生历程。这一通过生活做派表现出来的目标并非一成不变,而是往往模糊、隐晦,需要我们借助他在言谈举止中流露出来的种种征兆和蛛丝马迹去揣摩、推测和判断。了解一个人的生活做派,就好比赏鉴一位诗人的作品。诗人创作离不开文字,但其所传达的意义却往往远不止字面意思。意义中最重要的部分,有待我们去用心去揣摩解读,透过字里行间去感悟体察。对于每个人的生活做派这一至为玄奥难解、错综繁杂的作品而言,道理同样如此。心理学家必须学会揣摩字里行间的意义,学会赏鉴生命意义这门艺术。

除此之外别无他法。生命的意义成形于人生最早的四至五年间。其形成过程靠的不是数学方程般的推演,而是借助于暗夜中的摸索,借助于一种我们并不完全理解的感觉,借助于不断

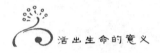

捕捉蛛丝马迹、不断探索尝试来寻求解释。与此类似,卓越的目标形成过程同样靠的是不断地摸索和揣测。这是一个持续终生的努力过程,是一个不断动态调整的趋势,而不是一个线路既定、坐标明确的固定地理点位。没有任何人能够做到对自己的目标了然于胸、娓娓道来。他或许清楚地知道自己的职业目标,但相比整个人生过程的追求和努力而言,职业目标不过是其中分量极小的一个部分。即便其目标已经相当明确,通往这一目标的路径也很可能有千万条。打个比方,某人立志成为一名医生,但做医生可能包含很多截然不同的内涵。其中的差别不仅在于他是立志做内科专家还是病理学专家,还体现在其行为举止中所流露出来的种种征兆中,比如他对自己本人、对其他人的关爱程度,等等。我们将从中发现,在帮助他人方面他愿意付出多少努力,其乐于助人的精神又有哪些限制。打个比方,如果说他选择做医生是为了弥补自身在某一方面的自卑,那么,通过观察他在从业过程或其他方面所流露出来的行为表征,我们就有能力进行推测,甄别他希望补偿的这种自卑感的具体内容究竟包括什么。例如,我们常常碰到某些医生,他们童年很早的时候就接触过死亡这件事,因此,在人类所面临的各种不安全感中,死亡对他们的影响和冲击最为强烈。或许是经历了丧失兄弟或父母的痛苦,在日后培养训练的过程中,他们就会有意致力于找到一种途径,使自己或他人免于死亡威胁。再比如,某人可能确立了当老师这个明确的目标。但我们都清楚地知道,老师们往往千差万别。假如某位老师社交情感度较低,那么,他之所以选择老师作为自己的目标,很可能只是为了能够有机会去支配比自己地位低的人,大概只有在跟相对弱小、相对没经验的人相处时，他才感觉到安全。相反，假如某位老师社交情感度较高，则很可能对学生平等相待，真心希望对人类福祉有所奉献。教师的能力和兴趣为何迥然相异？这些表征对反映他们的目标有何等重要的意义？关于这些我们在此不再赘述。某人的目标一旦得以明确，就一定会对其潜力予以调整或限制，以适应于这一目标本身。但无论情况如何，其完整目标，也就是其最根本的目标雏形将始终在这些限制之间此消彼长，反复角力，从而反映出他所赋予人生的意义以及他在追求卓越过程中所确定的终极理想。

因此，对每个人来说，我们都必须透过表面看内里。一个人将其目标具象化的方式可能会根据具体情况而有所改变，就好比他可以变换工作一样，实际上，工作本身也是其目标的具体表现形式之一。但无论如何改变，我们仍必须从根本上寻找其连贯性，寻找其个性特征中的统一性。无论具体表现形式如何，这种统一性始终固定不变。就好比我们拿一个不规则的三角板，把它摆放在不同位置，每一个位置似乎都呈现出一个感觉很不一样的三角板。但如果我们仔细观察，就会发现它终归还是原来那个三角板。至于所追求目标的根本原型，道理也同样如此：任何一种单一表现形式都不足以代表其全部内涵，但透过每一种表现形式，我们却始终都可以把它识别出来。我们永远不可能跟一个人讲："如果把这个或那个做成了，你争强好胜的努力也就功德圆满了。"对于卓越的追求永远都处于一个灵活变化的过程之中。实际上，越是正常、健康的人，在朝某一个特定方向努力的过程中遇到阻碍时，就越善于寻找新的突破口。在目标的具体表现形式方面，恐怕只有神经病患才会坚持"要不给我这

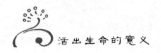

个，要不什么都别给我"。

对于追求卓越的任何一种努力，我们都不应轻易一言以概之。不过，在一切目标的背后，都可以找到一个共同要素，即：努力做到"跟上帝一样"。有时，我们可能看到小孩子们这么开诚布公地表态："我想成为上帝。"很多哲学家也有类似想法，某些教育家也希望把孩子培养得跟上帝一样。在古老的宗教戒律中，同样的目标也显而易见——门徒们必须加强自我修养，以便达到与上帝一般的境界。"跟上帝一样"这种理想境界还有另外一种表现形式，那就是"超人"这个概念，不过后者显得相对谦逊些。尼采发疯期间，在寄给斯特林堡的一封信里，最后的签名是"钉死在十字架上之人"，这件事就很有启示意义，在此我不再赘述。很多情况下，失去理智的人会毫不掩饰地表达他们所追求的卓越目标，会狂妄地喊"我是拿破仑""我是中国皇帝"，等等。他们渴望成为举世关注的中心，接受全方位的膜拜；他们渴望通过无线电波与全世界相连，能够监听所有对话、预见一切未来，拥有超自然神力。或许，在一个相对理性的层面，这种跟上帝一样的目标可能表现为一种渴望了解一切、拥有普天下全部智慧的欲望，或者表现为一种渴求生命永恒长存的心愿。无论是渴望永恒延续我们在这个尘世的生命，还是设想通过一世又一世的轮回不断重返这个星球，再或是期待在另一个世界里获得永生，所有这些期许都建立在一个共同的欲望基础上，那就是"像上帝一样"。宗教教义中，能够历久不灭、永世长存的人是上帝。在此，我无意讨论这些观点是否正确，这些都是对生命的解读、是意义的表现；从某种意义上来看，我们每一个人都痴迷于这一意义中——做上帝。即使是无神论者，他们也渴望征服上帝，凌驾于上帝之上。不难发现,在追求卓越的所有目标中,这一目标表现得尤为强烈。

一旦追求卓越的目标具体化之后,生活做派中的一切行为表现也就无所谓错误了。每个人的行为习性、症状表现,恰恰就是达到其具体目标所需要的途径,一切都无可指责。每一位问题儿童,每一位神经病患,每一位酒鬼、罪犯或性变态者所选择的动作行为,都正是达到他所认为的优越地位的不二路径。仅仅攻击其症状本身无济于事,因为这些都恰恰是他实现这一目标所需要的。比如,班上有位最懒惰的同学。老师问他:"你的作业为什么总是写得这么糟糕?"他的回答是:"假如我是班上最懒的一位,就能时刻引起你的关注。因为你从不关心那些不扰乱课堂秩序、每次都把作业做得非常优秀的好学生。"如果说他的目标就是引人注意、控制老师,那么不得不说,他找到了最合适的方法。试图根除他的懒惰将毫无意义,因为,为了达到目的,他需要的正是这个。他的做法完全正确,要是他改变了自己的行为,反倒会显得十分愚蠢。另举一例,一个孩子在家里非常听话,但看上去不够聪明。在学校里,他表现非常差,在家里,智商似乎也完全谈不上优秀。他有一个哥哥,比他大 2 岁,生活做派却截然不同。哥哥聪明、好动,不过总是冒冒失失,经常闯祸。有一天,弟弟跟哥哥讲:"我宁愿像现在这么笨,也不愿像你那么冒失。"如果单就避免惹麻烦这一目标来看,他的愚蠢实则相当高明。因为相对愚蠢,别人对他的要求相应也较低,就算犯了错,别人也不会怪罪于他。鉴于其目标,如果不表现得愚蠢些,那才是真正的犯傻。

截至目前,通常的治疗方法都是"攻克"症状。对于这一态

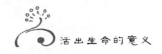

度，无论从治疗还是教育角度来看，个体心理学都完全不能认同。假如一个小孩算术学得不好，或者成绩单很难看，那么，将注意力集中于这些方面、试图从这些具体表现方面让他提高肯定不会奏效。也许，他的目的就是跟老师找别扭；甚至也可能纯粹就是为了让学校开除自己，以此达到全然逃避学校的目的。就算我们在某一点上成功纠正了他，他也会另找一种方式，以达到最终目的。同理，成年神经病患者也如此。比方说他总是受偏头痛困扰。那么，这种头痛于他而言很可能是一种非常有用的工具，每当感觉需要时，头痛症状就会随之出现。以头痛为由，他或许希望能够逃避社交生活中的某些问题。每当需要与生人见面或需要决策时，头痛的感觉就会不期而至。与此同时，头痛还能助他一臂之力，专横地对待办公室同事、妻子或家人。对于这种屡试不爽的伎俩，我们凭什么指望他会心甘情愿放弃？从他当下的观点来看，承受这点痛苦不过是一项相当明智的投资，能够带来所希望的一切回报。毫无疑问，我们可以通过威逼利诱的手段让他摆脱这一症状，比如，跟他讲些危言耸听的道理，就好比有时可以通过电击、手术模拟等方法让战争焦虑症患者摆脱症状一样。或许药物能暂时缓解某些特定症状，但只要他所追求的目标没有改变，就算解决了这一症状，他也会另找一种。"治愈"了头痛，他可能还会染上失眠或其他新毛病。只要目标保持不变，他就会始终追随着它。有这样一类神经病患，他们能以惊人的速度消除一种症状，但马上又会出现另一种症状。他们会发展成为神经衰弱症的行家里手，不断扩展自己的症状库存。阅读心理疗法方面的书籍，只能徒劳地让他们接触到更多此前不曾有机会尝试的神经问题。我们必须真正时刻关注的,是这些症状背后的动机,以及这些动机与其追求卓越的终极总目标之间的内在关联。

比方说,我让人搬来一把梯子到教室,然后我顺梯子爬上去,骑坐在黑板上方。看见我这样做的每一个人心里可能都会想:"阿德勒博士真是疯了。"他们并不知道梯子是干什么用的,不知道我为什么要爬上去,也不知道我为什么会选择如此窘迫的坐姿。但若他们得知"他之所以要骑坐在黑板上,是因为要是不显得比别人高高在上,他就会感觉自卑;只有当他能从高处俯瞰班上其他人时,才会感觉心里踏实",很可能就不会再认为我的行为疯狂了。实际上,我选择了一个相当不错的方式来达到自己的具体目标。于是,梯子便成了一种非常合理的工具,而我费力爬梯子的动作也便显得更像一次精心筹划、实施得力的行动。唯一从一点上来看,我的行为可能显得有点疯狂,那就是我对卓越的解读。假如有人能说服我,使我认识到这一具体目标选择得实在糟糕,那么我很可能会改变。但若这一目标保持不变,就算你拿走梯子,我仍然会想方设法找其他办法,如跳跃、攀爬、绷直肌肉等。对每一个神经病患来说,道理亦然。就其选择的方式而言,怎么选都不能算错,都无可指责。我们能够改变的只有他具体的目标。一旦目标变了,其大脑习惯和态度也将相应做出改变。他将不再需要原先的习惯和态度,与新目标相适应的新习惯和态度将取而代之。

在此我想举一个例子。有一位 30 岁的女士,总是整天感觉焦虑,在交友方面也存在障碍,来向我求助。在职业发展方面,她始终止步不前,因此仍然是家里的负担。她偶尔做些零工,谋个书记员或秘书之类的职务,但似乎命中注定,每一次老板都会

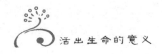

对她表现暧昧,致使她每次都不得不辞职。终于有一次,新老板似乎对她没什么兴趣,然而,她却感觉这是极大的屈辱,于是也辞了职。她接受过多年的心理治疗,大概有 8 年,但所有治疗都没能成功地让她变得善于交际,也没能帮她养成自食其力的习惯。

　　看了她的情况后,我尝试了解了她的生平,认为其生活做派的源头可以追溯到童年早期。假如不去尝试了解一个人的童年,那就不可能真正了解其成年。她是家中最小的孩子,长得十分漂亮,因此家人对她的溺爱简直到了令人难以置信的程度。那时她的家境相当优渥,想要任何东西,只要开口,父母都对她有求必应。听完她的经历后,我说:"哇,你打小就过着公主一样的生活啊!"她回答:"太奇怪了! 以前人人都管我叫公主。"我让她回忆一下,看能想起来的最早的记忆是什么。她说:"记得我 4 岁的时候有一天出门,看见一群小孩在那里做游戏。每过一会儿,他们就会跳起来,大声喊'巫婆来啦'。我很害怕,到家后就问当时跟我们同住的一位老奶奶,世上是不是真有巫婆。她回答说,'有,有巫婆、抢劫犯、强盗,他们都会来抓你。'"从这段回忆我们可以看出,她怕一个人留在家里,这一恐惧体现在她整体的生活做派之中。她觉得自己不够坚强,不敢离家,而且家里的人都必须想尽一切办法支持她、照顾她。另一段早年记忆如下:"我们家请了一位钢琴教师,是个男的;有一天他想吻我,我便停下练琴,去向妈妈告状。打那以后我就再也不愿意弹钢琴了。"从这里我们也可以发现,她潜意识里时刻在提醒自己与男人保持距离,她的目标是自我保护、避免情爱,这与她性别意识的发育状况刚好吻合。她认为陷入爱情是软弱的标志。在此我不得不说,很多人在坠入爱河时都会感觉脆弱。从某种程度上看，这一感觉没错。坠入爱河后，我们会表现得温柔，而且对另外一个人的兴趣也使得我们更敏感、更易受伤。某些人追求卓越的目标是："我永远不能让自己脆弱，我不允许自己暴露弱点"。只有这类人，才会对恋爱中的人彼此之间的相互依赖竭力回避。他们刻意躲避爱情，在这一方面心理准备不足。通常会发现，每当感觉有坠入爱河的危险时，他们就会感觉荒唐可笑。对让自己感觉危险的人，他们总是竭力嘲弄、取笑或调侃。他们试图通过这种方式消除内心脆弱的感觉。

这个女孩也一样，每当想到恋爱、结婚等问题，就会觉得十分脆弱。因此，每当工作中有男人向她示爱时，她总是反应过度，做出一些不必要的行为。她感觉除了逃离，别无他法。没等她解决好面临的这些问题，父母便相继过世，于是她的宫廷生活也走到了终点。她想方设法找到一些亲戚来照顾自己，但却总觉得境况不尽如人意。一段时间之后，亲戚们都被她搞得很烦，没人愿意继续给予她自己认为理所应得的关心和照顾。她不断指责这些亲戚，频繁跟他们抱怨将她弃之不顾会是如何如何危险，靠这一手段，才终不至于让自己落到自生自灭的地步。我相信，要是家人彻底放弃，对她不理不顾，她很可能早已发疯。实现她所追求的卓越目标，唯一的途径就是逼迫家人来照顾她，竭力避开人生中一切恼人的问题。她的内心里始终存在如下念头："我不属于这个星球，我属于另一个世界，在那里我是公主。这个讨厌的地球不理解我，没认识到我是何等重要。"继续往前一步，她将完全丧失理性。不过，只要她手头还有一些财富，还能支配亲戚、朋友来关照自己，她就还不至于走到这最后一步。

以下是另外一个例子，从中可以清晰地看到，自卑情结和优

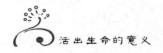

越情结能够兼容并存。一个 16 岁的女孩被送到我这里接受治疗。自打六七岁开始，她就染上了偷窃的毛病，12 岁开始便经常和男孩厮混，夜不归宿。她 2 岁那年，父母结束了长期你争我斗、彼此都很痛苦的婚姻生活，离了婚。她跟妈妈一起回到外婆家，正如我们经常看见的那样，外婆对她娇生惯养，极尽溺爱。她出生时，正是父母关系闹得最僵的时刻，妈妈对她的到来并不热心。妈妈始终没怎么喜欢过女儿，母女间关系一直比较紧张。见到这个女孩时，我跟她进行了一次亲切友好的交谈，她说："其实我并不喜欢拿人东西，也不喜欢跟男孩子们疯。但我想让妈妈看看，她不可能支配我。""你这么做是为了报复？"我问。"我想是的。"她回答。她是为了证明自己比妈妈强大。不过，之所以有这样的目的，只是因为自己感觉脆弱。她感觉妈妈不喜欢自己，深受自卑情结困扰。她所能想到的、唯一可以证明自己优越性的办法，就是去惹是生非、制造麻烦。儿童如果出现偷窃或其他不服管教的情况，通常都是为了报复。

　　一名 15 岁的小女孩失踪了八天，人们找到她后把她送到了少年法庭。在法庭上，她编了个故事，说一位男子绑架了自己，捆住她的手脚关在一个屋子里八天。没有人相信她的话。医生跟她亲切地聊天，鼓励她说出实情。她非常生气，怪医生不相信自己，还扇了医生一个耳光。见到她后，我问她将来想成为什么样的人，让她感觉我所关心的只是她的命运，只是想了解自己能帮她做些什么。我问她都做过些什么样的梦，可不可以跟我讲讲。她露出了笑容，随后讲了下面这个梦："我在一家地下酒吧，出来时碰到了妈妈。过了一会儿，爸爸也来了，我让妈妈把我藏起来，别让爸爸看见。"她害怕爸爸，但又对他不服。爸爸以前总惩罚她,因为害怕惩罚,她总是情不自禁地撒谎。假如碰到这样的病案,孩子总是撒谎,那么十有八九,孩子的背后肯定有一个严厉的爸爸或妈妈。之所以撒谎,一定是因为感觉讲出真相会很危险,否则撒谎便没有任何意义。另一方面,我们也可以发现,这个小女孩跟妈妈之间有一定程度的默契。至此,她跟我说了实话:有人诱骗她去了地下酒吧,那八天她就是在酒吧度过的。她不敢讲实话是因为害怕爸爸;不过与此同时,她之所以这么做,也是受内心不愿向他服输的愿望所驱使。她感觉总是被他降服,只有让他受到伤害,自己才能获得一种征服者的感觉。

如果有人渴望卓越,但对如何达到卓越状态却理解不当,该怎样做才能有效帮助这些人呢?假如我们能够意识到,争强斗胜的愿望人人都有,那么做到这一点其实并不困难。如果那样,我们也就更容易能够设身处地,站在他们的角度,去感受他们内心的挣扎。他们唯一的错误,只是将努力的方向放在了人生中毫无意义的一面。人类一切创新和创造活动的背后,都有争强好胜这一动力;对人类文化的每一份贡献,其源泉都在于此。人类整体生命发展的过程,也正是沿袭了这样一个伟大的行进轨迹:由低到高、由劣到优、由失败到成功。不过,唯一能够直面并征服人生大问题的人,无一例外都是以丰富他人生活、惠及他人为目标而努力付出的人。假如我们以恰当的方法去接近他人,便将发现,说服他们其实并不困难。归根结底,人类关于价值、成功等事物的判断全都以合作为基础,这是全人类共享的伟大财富。关于行为举止、理想信念,关于目标追求、秉性特征及其言谈表现,我们唯一的要求就是要有利于人类合作。我们永远不可能碰到全然没有任何社会情感、与他人完全绝缘的人。

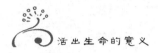

即便是神经病患者、罪犯等,对这一公开的秘密也心知肚明。从他们费尽心机为自己的生活做派辩解,或者将过失归咎于他人的表现中,我们不难发现,他们对这一点其实了然于心。只不过他们丧失了勇气,无法沿着人生中有益的方向努力前行。内心深处的自卑情结告诉他们:"合作的成功跟你无缘。"他们的关注重心偏离了人生中真正重大的问题,终日沉湎于虚幻的抗争,试图以此给自己加油打气、自我安慰。

人类社会的劳动分工体系为各种各样的具体目标提供了广阔的空间。如前文所见,或许每一个目标中都或多或少存在某些差误疏失,我们总能发现某些应受到批评指责的事情。在某一个孩子看来,追求卓越意味着掌握渊博的数学知识;在另一个孩子看来,卓越的意义在于拥有高超的艺术天赋;对于第三个孩子而言,卓越的意义很可能在于拥有雄健的体魄。一位对本人消化系统没有信心的孩子,也许会认定自己的主要问题在于营养不足,于是很可能会将兴趣转向食物,因为他认为这样就能够让自己的状况有所改善。作为其结果,他很可能成为一位优秀的烹饪大师,也可能成为一位颇有建树的营养学教授。从所有这些独特的目标之中,我们所能看到的,不仅包括实实在在的补偿心理,在一定程度上也包括拒绝其他各种可能性的某种排斥心理,以及有意无意为自己设置限制的心理暗示现象。比如,我们能够理解,哲学家总是需要时不时将自己从社会中放逐,以便能够潜心思考和著书立说。然而,只要将追求卓越的目标与高度的社会情感相结合,那么其中可能涉及或出现的过失疏误就不致太过严重。合作过程中,我们所需要的优异表现绝不止于任何一种单一形式,相反,其形式很可能各不相同,甚至千差万别。

第四章

蓦然回首，它在最深处
——童年记忆的影响

所有心理表征之中，最富启示意义的形式之一是个人记忆。记忆是一个人随身携带的备忘录，时刻都在提醒人们自身的不足，以及各种不同境况于他而言的意义所在。世上根本不存在"偶然性记忆"：数量多得难以计数的过往经历和印象之中，人们只会选择记住他自认为与本人境况有关的那些方面，无论这种关联性是如何隐晦或模糊。因此，一个人的记忆也就代表了其心目中的"自传"。

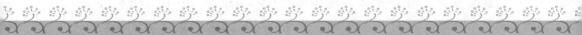

既然为达到优势地位而努力是整个人格构建过程中的关键因素,那么,毫无疑问,在一个人心理生活的每一个节点,我们注定都会与它不期而遇。意识到这一事实,也便为我们了解一个人的生活做派提供了两条非常有用的线索。首先,我们可以选择任何一方面作为起点,但无论是哪种表征,都会将我们带往同一个方向,也就是其人格构成所基于的根本动机,或者说其主旋律。其次,我们将获得丰富的素材宝藏。每一个字词、每一种想法、每一种情绪,还有每一个体态手势,都可以辅助我们理解其个性。即使是仓促解读某一种表征的过程中可能犯下的每一个疏误,也可以借助上千种其他表征来予以检验和修正。假如对某种具体表征在整体人格中所起的作用没有恰当的了解,便无法最终确定其真正的意义。然而,每一种表征都在表明同样的内容,最终目的都是促使我们解决问题。我们所做的工作就如同考古学家,必须仔细梳理所发现的陶器和工具碎片,认真检视建筑的残垣断壁和风蚀残缺的纪念碑文,苦心研读古老羊皮卷的每一页内容，并在此基础上对湮没在历史长河中的古城生活全貌进行推测。不过，我们所梳理和分析的，不是早已湮没的东西，而是人这个有机生命体及其错综交织、相互关联的不同侧面，是活生生的人格个性，而且，每一种人格个性呈现其意义的方式也很可能千差万别、层出不穷。

了解一个人绝非易事。无论是从学习还是实践角度来看，个体心理学或许都可谓是心理学所有分支中最棘手的一门。我们必须仔细聆听以了解全局。我们必须时刻心存质疑，直至答案变得不言自明。我们必须从繁杂的海量征兆中搜罗一切蛛丝马迹，察看某人进门时的样子，观察他握手、打招呼的方式，捕捉他微笑时的细微表情，还要审视他的走姿，等等。在某些方面，我们难免误入歧途，但其他方面的征兆总会随时冒出来，或修正或证实我们原先的判断。治疗的过程本身就是合作的过程，既是其锻炼途径，又是其检验手段。只有本着真心诚意关心他人的态度，我们才有望获得成功。我们必须做到设身处地，用他的眼睛来看，用他的耳朵来听。与此同时，他也必须贡献自己应尽的一份责任，以便与我们达成共识。我们必须携手齐心，共同努力，以甄别其态度，判识其困难。即便我们自我感觉已经对他非常了解，但若他自己仍不了解自己，那我们就不能妄自得出判断，以为自己说的就一定正确。不讲策略的真相永远都称不上是全部的真相，它只能证明我们还了解得不够彻底。也许正是在这一点上的认识偏差，致使其他某些流派得出了"正向迁移和反向迁移"这两个概念，但是在个体心理学诊疗从业实践过程中，我们从来没有碰到过这些现象。对那些习惯于纵容和溺爱的患者，纵容、溺爱固然有利于赢得其好感，但他内心深处的控

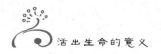

制欲依然赫然在目。一旦我们稍有怠慢，或者无意间忽视了他，就很有可能激起其敌意，致使他中途放弃治疗。也可能出现另一种情况，他仍然选择继续接受治疗，但目的只是为了有机会为自己辩护，或者是让我们后悔。不管纵容还是冷落，对他都没有用。我们必须向他展示一种人与人之间的平等关爱。没有哪一种关爱可以比合作更真诚、更客观。我们必须与他建立合作，共同努力帮助他发现自身的错误，这既是为他好，也是为其他人着想。本着这一目标，我们就永远不会面临风险，不必担心激发"迁移"，不会以权威人士自居，也不致让他陷入依赖和破罐子破摔的境地。

所有心理表征之中，最富启示意义的形式之一是个人记忆。记忆是一个人随身携带的备忘录，时刻都在提醒人们自身的不足，以及各种不同境况于他而言的意义所在。世上根本不存在"偶然性记忆"：数量多得难以计数的过往经历和印象之中，人们只会选择记住他自认为与本人境况有关的那些方面，无论这种关联性是如何隐晦或模糊。因此，一个人的记忆也就代表了其心目中的"自传"。他之所以一再重复这一传记，或是为了自我警示，或是为了自我宽慰；为了聚焦于核心目标；为了从以往经历中提炼出久经考验且行之有效的行为方式，以便做好准备，应对未来。记忆在巩固某种情绪方面的作用，可以从人们的日常行为举止中清晰表现出来。假如某人遭遇失败，灰心丧气，往往很容易会回想起曾经遭遇过的失败情形。假如一个人心情忧郁，那么他所有的记忆也都会变得沉郁忧伤。相反，如果感觉心情愉悦，信心十足，那么所选择的记忆也会截然不同。这时，进入记忆的将是那些温馨快乐、有助于加强其乐观情绪的过往经历。同理，假如某人感觉面临挑战，他就会唤起旧日的某些记忆，帮助自己进入某种特定的心境，并以此心境来面对当前的挑战。因此，记忆与梦境大体有相似的目的。面临重大决策时，很多人往往会梦到以前成功通过的考试。他们将决策视作一场考试，试图重新营造出当初曾助自己成功的那种情绪。不同的情绪变化，如果在一个人的生活做派中成立，那么，在其情绪总体结构和平衡中也将同样成立。性格忧郁的人，要是能够想起以往春风得意、顺风顺水的时光，他就不可能继续忧郁。他一定会告诉自己"我这一辈子总是十分不幸"，而且只选择自认可以作为他悲惨命运佐证的那些事项。记忆绝不可能与生活做派背道而驰。假如某人追求卓越的目标要求他感觉"别人总是羞辱我"，那么，其记忆肯定将只选择他认为属于屈辱经历的那些事件。一旦生活做派发生了改变，其记忆也势必相应改变。他要么会回忆起全然不同的经历，要么会对想起来的事件赋予大相径庭的解读。

　　早年记忆的意义尤为重大。首先，它们能够揭示一种生活做派最原初、最简单的表现形式。通过这些记忆，我们可以判断一个孩子小时候是娇生惯养还是没人疼爱；他在合作方面受过何种程度的训练；他乐于与什么人合作；他曾遇到过什么样的问题并如何应对。早年间视力不好并接受过刻意训练，养成了仔细观察习惯的孩子，我们往往可以从其童年记忆中发现某些具有视觉特征的印象，其回忆开头很可能是："我朝周围看了看……"或者，他很可能会讲到与色彩、形状相关的内容。行动不便，渴望自如行走或跑跑跳跳的孩子，其回忆中通常会流露出这一兴趣。一个人的童年记忆，一定与其最关心的方面密切相关。假如我

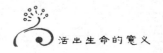

们了解了他的核心兴趣点，也就了解了其终极目标和生活做派。因此童年记忆在职业指导中才如此重要。此外，我们还可以从中了解孩子与爸爸、妈妈以及家里其他成员间的关系。相对而言，记忆准确与否反倒无关紧要。记忆最重要的价值在于它代表了一个人的判断和见解，例如："自打童年开始，我就是这样或那样的人"，或者"自打童年开始，我就一直认为这个世界是这样"。

最能说明问题的是他的故事开头的方式，以及他最先回忆起来的一件事。最早的记忆能够反映一个人对人生的根本看法和他第一次明确确立的、满意的人生态度。它为我们提供了一个机会，可以一眼看出他把什么视作自己个人发展的起点。开始尝试调查了解某人的性格特征之前，我肯定会首先问他所能想起来的最早一件事是什么。有人可能不愿回答，或者推托说不确定哪件事发生在先。但这一表现本身就很能说明问题。我们可以由此推测，他们不希望与人讨论自己赋予人生的最根本意义，没准备好与人合作。但大多数人都会非常乐意聊自己的早期记忆，并且只是把它们看作是客观事实，没有意识到背后隐藏的含义。很少有人了解最早记忆的重要意义，因此，大多数人讲述自己的最早记忆时都会显得非常平和自然，从而在不经意间表露出自己的人生目的是什么、与别人关系如何，以及他们如何看待周围环境等等信息。关于早期记忆还有另外一点也很有意思，那就是它们通常都很简练、信息量密集，使得我们可以将这一方法用于大规模调研。我们可以让一整个班的同学都把最早的记忆写下来。要是我们懂得如何妥当地解释这些记忆的话，就能从中获得很多相当珍贵的资料，进而了解每一个孩子的情况。

作为示例，以下我将列举一些早期记忆并尝试对它们分别进行简要的阐释。除他们讲述的记忆之外，对其中所涉及的其他方面的任何信息我都完全不了解，甚至不知道他们是孩童还是成年人。我们从这些早期记忆中推断得出的意义需要通过他们个性特征中的其他表征来进一步验证。不过，我们可以用这些资料的现有状态作为培训素材，以磨炼我们的推测判断能力。我们将会知道，哪些东西可能是对的，也将能够把某一份记忆与其他记忆比较。尤为重要的是，我们将会发现某个人是在有意培养合作意识还是拒绝合作、是勇气十足还是灰心失望、是喜欢被人照顾迁就还是独立性很强、是乐善好施还是急于索取。

1. "因为我妹妹……"

留意周围环境里哪些人出现在早期记忆中非常重要。如果有姐姐或妹妹出现，那么我们可以基本确定，讲话人一定受到过她很大影响。这位姐姐或妹妹对另一个孩子的成长发展投下了某种阴影。通常我们可能发现两人之间存在某种对立，好比两人在互相竞赛。我们可以理解，这种对立为成长发展增加了额外挑战。一个孩子要是耽虑于对立情绪，往往便不能像朋友间平等合作一样那么容易将关注兴趣转移到他人身上。不过当然也有可能，这俩孩子是好朋友。

"因为我和妹妹在家里年纪最小，我一直等到她到了年龄才被允许去上学。"至此，两人间的对立已经暴露无遗。妹妹妨碍了我！因为她小，我被迫等她。她限制了我的潜在发展空间！如果说这一段记忆的意义的确如此的话，那么我们可以预期，这个男孩或女孩心里会想："要是有人限制了我，妨碍我自由发展，那将是我一生中最大的危险。"这位作者很可能是一个小女孩。让小男孩等妹妹到了年龄才去上学，这种情况发生的概率

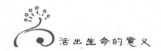

似乎很低。

"于是我俩同一天开始上学。"站在小女孩的立场上来看,我们很难说这对她而言是一种合适的教育方式。这很可能给她留下一种印象,因为她大,所以就必须等着。不管怎么说,我们发现至少目前这个女孩是这样理解的。她会觉得自己因为妹妹受到了怠慢。她会因此而埋怨某人,这个人很可能就是她妈妈。如果我们发现她更偏向于爸爸,总希望做他的乖乖女,那一定不会觉得意外。

"我还能清清楚楚地记得,妈妈逢人便讲,说我们上学那天她有多孤单。她说:'那天下午,我一次又一次跑到门口,去看女儿们回来没有。心里真担心她们再也不回来了。'"这里涉及她妈妈,提到她算不上聪明的行为。这就是女孩心目中妈妈的形象。"以为我们再也回不来了",显然,妈妈很疼爱女儿们,女儿们也完全清楚妈妈的疼爱。但与此同时,她有点过于焦虑和紧张。假如我们有机会跟这个女孩聊聊,她肯定会跟我们讲更多,说妈妈是如何如何地偏爱妹妹。这种偏爱不足为奇,因为通常家里最小的孩子都比较受娇惯。整体来看这则早期记忆,我们基本可以得出结论,两姐妹中,姐姐感觉来自妹妹的竞争妨碍了自己。日后的生活中,我们理应能从她身上发现嫉妒、惧怕竞争之类的征兆。如果发现她不太喜欢比自己年龄小的女孩子,那么我们也不应感到奇怪。有些人一辈子都总是感觉自己太老;在比自己年轻的同性面前,很多嫉妒心强的女性都会感觉自卑。

2. "我能想起来的最早的一件事是爷爷的葬礼,那年我3岁。"

写这句话的是一个女孩,她对死亡这件事印象非常深刻。

这意味着什么呢？她将死亡视作人生中最大的不确定因素、最大的危险。从童年时经历的这起遭遇中，她总结出的启示是："爷爷会死掉。"我们或许还会发现，她是爷爷的乖孙女，深得爷爷宠爱。爷爷奶奶溺爱孙辈儿女，这几乎就是铁律。与父母相比，祖父母对孩子所需要承担的责任相对较低，总是希望把孩子拴在身边，以此来证明自己还有人爱。我们的文化没有提供十分有利的条件，让老人对自身的价值拥有信心，于是他们往往会选择某些轻松的方式来获得自信，例如，有些老人会变得絮叨。本例中，我们倾向于相信，这位女孩年幼时，爷爷对她非常溺爱，也正是因为这种溺爱，让他深深留在了女孩的记忆里。所以当他过世后，女孩感觉受到了巨大打击，死神带走了她身边一位非常有力的佣人和盟友。

"我印象十分深刻，我看见他躺在棺材里，脸色煞白，一动不动的。"我不知道让一个 3 岁大的孩子看死人这种做法是否妥当，至少也应该提前给孩子一些心理准备。很多孩子都曾跟我讲见过死人，那一经历给他们十分强烈的冲击，让他们永生难忘。比如这个女孩就始终没有忘记。有些孩子努力尝试去减轻或克服死亡的危险。他们认为医生比旁人受过更好的训练，可以更好地抵御死亡。假如找个医生问问他能记得的最早印象是什么，其中很可能就会涉及与死亡相关的内容。"躺在棺材里，脸色煞白，一动不动的"，这一记忆涉及视觉印象，因此这个女孩很可能属于视觉感较强的一类人，对观察周围世界比较感兴趣。

"然后到了墓地，当棺材放下去的时候，我看见有人把抬棺材的绳子从粗粝的棺材底下抽了出来。"她又一次谈到视觉所见，进一步证实了我们前面的推测，这是一个视觉感较强的女

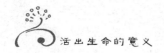

孩。"这次经历给我留下了深刻印象,以至于一听到某位亲属、朋友或熟人离世,我就会不由自主地吓得浑身发抖。"

我们再次注意到死亡留给她的印象。假如有机会亲自跟这个女孩聊聊,我会问她:"你日后打算做什么?"她的答案很可能是:"当医生。"假如她不回答,或者回避问题,我会接着提示:"你有没有想过当医生或者护士?"当她提到"去了另一个世界"时,我们可以从中发现她的一种补偿心理,以此来弥补对死亡的恐惧。这段记忆给我们的总体启示可以概括如下:爷爷对她非常好;她是一个视觉感较强的人;死亡在她的意念里起很大作用。她从生活中得到的意义是:"我们都难免一死。"毫无疑问,这点说得没错,不过,不是每个人都会把它当成关注的中心。生命中还有其他很多方面更值得我们关注。

3. "我3岁那年,爸爸……"

回忆一开始爸爸就出现了。我们可以推测,跟妈妈相比,这个女孩更在意爸爸。对爸爸在意通常出现在发育的第二阶段。生命之初,孩子更在意妈妈,因为在人生头两年间,孩子与妈妈的合作更紧密。孩子需要妈妈,依附于妈妈,所以心理方面的一切努力都与妈妈捆绑在一起。假如孩子将关注点转向爸爸,那么在这场游戏里,妈妈也就将淘汰出局。孩子对现状不满。原因通常是家里又有新生命诞生。假如我们在后面的回忆中听到家里添了新口,那么我们的猜测便得以证实。

"爸爸给我们买了一对小马。"家里不止一个孩子,我们希望听到关于另一个孩子的消息。"他牵着马缰来到房前。姐姐比我大3岁,她……"至此,我们必须修正上文的推测。我们以为讲话的是姐姐,但实际上却是妹妹。或许是因为姐姐在妈妈那里更得宠，因此，女孩才提到了爸爸以及作为礼物的两匹小马。

"姐姐接过缰绳，趾高气扬地领着她的马沿街走了下去。"姐姐占了上风。"我那匹马也紧跟着，走得太快，我根本跟不上。"姐姐领先所引发的后果！"我一下子摔倒了，脸朝下，蹭了一脸土。本来满心欢喜、让人迫不及待的一件事，结果却让我丢尽了脸面。"姐姐赢了，占据了上风。我们可以非常确定，女孩的意思是："如果我不小心，姐姐就总是会赢。我总是被打败，总是摔得一脸土。唯一安全的办法就是争先。"我们也就可以理解，姐姐赢也就意味着妈妈赢，正因如此，妹妹才会转而向着爸爸。

"尽管后来我成为女骑手，超过了姐姐，但这次经历所带来的失望却丝毫没有减弱。"这时我们所有的推断都得到了验证。我们不难看出两姐妹之间一直存在着怎样的一种竞争。妹妹总觉得："我总落在后面，一定要赶上。我一定要超过别人！"这正是我多次提到过的现象，在家中老二或老小身上表现得尤为普遍。他们的前方，始终存在着一个领航员，而他们时刻都试图超越这位领航员。这个女孩的记忆进一步巩固了她的这种态度，仿佛在对她说："假如有人比我领先，那我就危险了。我必须始终保持第一。"

4. "我能想起来的最早的一件事是姐姐带我参加聚会和其他各种社交活动，她比我大 18 岁。"

这个女孩记得自己是社会中的一部分，或许我们从中可以发现她身上有相对较强的合作意识。在她心目中，大自己 18 岁的姐姐充当了妈妈的角色，是家里最宠爱她的人。不过，这位姐姐似乎很聪明，巧妙地将妹妹的兴趣扩展到了周围其他人身上。

"我出生前，姐姐是家里五个孩子中唯一的一个女孩，因此

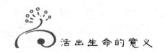

她自然非常乐意拿我来炫耀。"这听起来可一点不像我们前面想象得那么美好。一个孩子要是总被"拿来炫耀",就很可能养成一种习惯,只知道受人欣赏,而不懂得为他人奉献。"于是,从我很小的时候起,她就总是带我到处走。关于这些聚会我唯一能想起来的就是不断被要求跟人说话,如'告诉这位女士你叫什么名字'。"一种错误的教育方式!假如我们随后发现这个女孩有口吃或语言表达方面的问题,一定不会意外。一个孩子要是出现口吃问题,通常都是因为人们过度在意她的语言表达。她所受的教育不是去跟人自然而然、从容不迫地沟通,而是去刻意表现,为了赢得别人的赞赏。

"我还记得,自己当时什么也说不出来,结果每次回家后都会遭到训斥,于是我开始讨厌出门,讨厌见人。"至此我们发现,先前的各种分析必须全面修正。原来她最早记忆的言下之意是:"他们总是带着我去见人,可我自己一点也不觉得舒服。由于这些经历,从那以后我就一直讨厌合作。"于是我们可以推测得知,即使到了现在,她也仍然不喜欢见人,跟人在一起她很可能会窘迫、羞怯,一方面总感觉有义务表现得光彩熠熠,另一方面又觉得这一负担过于沉重。自幼接受的熏陶和培养,让她在与同伴相处时无法做到轻松自若、平等相待。

5. "童年印象里有一件大事我记得特别清楚。大概 4 岁那年,曾祖母到我们家来看望我们。"

我们知道,祖母通常会特别疼爱孙辈孩子,但曾祖母会如何对待孩子,这点我们还从来没有经历过。"在她住我们家期间,大家一起照过一张四世同堂的照片。"这个女孩对自己的血缘谱系非常感兴趣。因为她对曾祖母来访、拍照等事记得非常清楚,我们大概可以由此得出结论，她跟家人联系比较紧密。假如我们的分析没错，那将可以进一步发现，她与人合作的能力范围估计不会超出家庭之外。

"我还清晰地记得，我们开车去另外一个小镇，到照相馆后，他们给我换上一条白色绣花裙子。"大概这也是个视觉感比较强的孩子。"照四代人全家福合影前，我跟弟弟先照了一张。"在这里我们又一次注意到她对家人的关注，弟弟也是家庭中的一员，或许下面我们将更多了解到她和弟弟的关系如何。"他被放在我旁边的一把椅子上，手里拿着一个鲜亮的红气球。"她再一次谈到视觉所见，"我站在椅子边上，手里什么也没有。"现在我们明白了女孩的主要心思，她告诉自己，弟弟比自己更得宠。我们甚至可以猜想，弟弟的出生夺走了她作为家中最小、最受娇惯的孩子这一地位，她心里感觉不舒服。"有人要我们面带微笑。"她的意思是："他们想让我面带微笑，可我有什么值得微笑的呢？他们把弟弟搁在宝座上，还给他鲜艳的红气球。可他们给了我什么？"

"随后是全家福照。除我之外，每个人都在尽量展现自己最灿烂的笑颜。我才不笑呢。"她在跟家人置气，因为感觉家人对自己不够好。在这份最早的记忆里，她没忘了告诉我们家人是如何对待她的。"让他微笑时，弟弟笑得是那么灿烂，显得那么乖巧可爱。时至今日，我仍然讨厌照相。"诸如此类的记忆提供了一个很好的视角，让我们有机会了解到我们大多数人是如何对待生活的。我们总是习惯拿某一次的个别印象说事儿，并拿它为自己的所有行为辩护。我们总是习惯于以偏概全，根据某单一事件下结论，继而决定自己的行为，就仿佛这一结论本身就是不言而喻的事实一般。显然，在照这张全家福时，她曾经历过

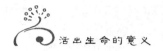

不愉快,而且至今也仍不喜欢照相。通常我们都会发现,如果说有一个人也像她这样讨厌做某件事,那么,就一定会竭力寻找不喜欢的理由,并从自己以往的经历中找出一件事,完全拿它说事,为自己辩护。这段早年记忆给我们提供了两条线索,可以用来了解这位作者的性格特征。其一,她是一个视觉感比较强的人;其二,也是更重要的一点,她比较依附于家庭。在这段童年最早的记忆里,所发生的一切都仅仅局限在家人这个圈子里。很有可能在适应社交生活方面,她存在某些困难。

6. "我最早的印象之一,也许不是最早的,与我大概3岁半时发生的一件事有关。一个给爸妈帮工的女孩带我和表妹来到地下室,给我们尝了一口果酒。我们都特别喜欢。"

这是一次很有意思的经历,发现我们家有地下室,里头存放着果酒。这是一次探索之旅。假如现在就让我们下结论,大概可以从两个方面来猜测。也许这女孩喜欢接触新环境,对待生活的态度很勇敢;但从另一方面来看,她的意思也许是说,我们周围总会有一些比较有主见的人,很可能会诱拐我们走向歧路。记忆中后面的部分将有助于我们进一步做出判断。"过了一会儿,我们决定再尝一口,于是我们开始放任喝起来。"这是个有魄力、有胆识的女孩,希望自立。"过了一会儿,我的两条腿开始变得不听使唤,想动却怎么也动不了,地下室非常潮湿,因为我们把果酒打翻了,地板上到处都是流淌的酒水。"从这里,我们看到了一个禁酒主义者形成的根本源头!

"我不喜欢果酒,也不喜欢其他任何麻醉性饮品,不知道是不是跟这件事有关。"一件小事再一次构成了整个人生态度的根由。按照常识来判断,我们很难认为这件事能有足够分量导致这样的结论。然而，在内心深处，这个女孩却认为它足以构成她不喜欢一切含酒精饮品的理由。或许我们也可以发现，她是个善于从错误中汲取教训的人。或许，她的确自立性很强，一旦发现了错误就一定要努力改正提高。这一特质或许会贯穿她整个一生，就好比她在说："我是犯过错，但发现了错误我就会努力改正。"若果真如此，那她将是一个性格类型非常不错的人：积极、果敢，善于努力提升自己，时刻都在摸索寻找一种最佳的生活做派。

上述 6 个例子中，我们所做的只不过是一种训练，意在磨炼我们推测的技艺。要想确定我们的结论是否正确，还需要充分考虑性格特征中其他方面的多种表征。下面我们举一些实际从业过程中的案例，从中可以发现，所有表征中透露出来的性格特征高度一致。

一位 35 岁的男子因患焦虑性神经官能症找到我。他只是在离家时才会感到焦虑。迫于压力，他会隔三岔五找份活干。然而，一进办公室，他便总是唉声叹气、哭哭啼啼，直到晚上回家跟妈妈待在一起时才会停下来。当我问他能记起来的最早印象是什么时，他回答："记得 4 岁时，我坐在家里窗户前，看着外面的街道，看见外面的人干活，感觉很有意思。"他喜欢看别人干活，而自己只想坐在窗口观望。如果他希望自己的状况有所改变，就必须首先根除一个念头：自己没能力与人合作。之前他一直以为，活着的唯一办法就是接受别人供养。我们必须彻底改变他的人生观。单纯指责他将毫无裨益，靠药物或提取甲状腺分泌物都无法说服他相信这点。不过，了解他的早年记忆将有助于让问题简单化，我们可以向他推荐一些他可能感兴趣的

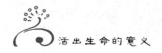

工作。他最感兴趣的事是旁观。我们发现他有近视的毛病,受这一不利因素影响,他对视觉印象尤其在意。面临职业选择问题时,他希望能够继续观望,却不愿意参与其中。不过,这两点未必总是冲突。治愈后,他找到了一份与自己主要兴趣对路的工作。他开了一家艺术品店,使自己有机会能为我们的社会劳动分工体系做些力所能及的贡献。

一位 32 岁的男子前来就诊。他的问题是臆想性失语症,说话声音总是耳语般低,情况已经延续了两年。问题的起因是他有一天不小心踩到了香蕉皮,脚下一滑,身子一个趔趄,刚好撞在一辆出租车的车窗上。此后连续两天他不停地呕吐,随后又得了偏头痛。无疑,他的颅脑受到了震荡,但既然嗓子部位并没有受到器质性损伤,脑震荡显然不足以解释他为什么不能说话。连续八周,他完全一言不发。这起事故现已提交法庭裁决,不过审理尚未完结。他将事故责任完全归咎于出租车司机,向出租车公司提出了赔偿诉讼。我们可以理解,假如能够有某些形式的残障作为证据,他在诉讼过程中就将处于相对有利的地位。我们不能说他不诚实,但显然也没有足够的动机促使他大声讲话。或许,受这起事故惊吓,他可能真的感觉说话困难,另外,他也不认为有必要去改变这一状况。

这位患者去看过喉科专家,但专家没发现任何毛病。当我问他能想起来的最早印象是什么时,他说:"我记得自己仰面躺在摇篮里,眼睁睁看着吊钩滑落,摇篮掉在地上,把我摔得很疼。"当然谁都不希望挨摔,可是这位男子过分夸大了这件事,眼睛只盯着挨摔危险的一面。这就是他的首要兴趣所在。"我掉下来的那一瞬间,门开了,妈妈一下子冲进屋里,她吓坏了。"这次挨摔让他赢得了妈妈的关注，不过，这段记忆同时也是一种责备，背后的潜台词是："她没照顾好我。"同样的道理，出租司机及其所属公司都各有过失，都未予以他足够关照。这就是娇生惯养的孩子们典型的生活做派：将责任统统推给他人。随后他讲述了另一段记忆，情况与此大体类似。"5 岁那年，我从 20 英尺高的地方掉了下来，身上还压着一块大重板。大概五分钟长的时间里，我什么话也说不出来。"这个人在失语方面可谓经验丰富。他有意训练自己这么做，并把摔跤当成了拒绝说话理所当然的理由。在我们看来这理由很难成立，但在他看来情况就是如此。他对这一方法驾轻就熟，以致时至今日，只要一摔，失语症状就会自动出现。如果能够让他理解，这是一个错误，摔跤和失语两者之间并没有任何关系，尤其重要的是，要是能够让他明白，在事故之后长达两年的时间里，说话始终故作有气无力实在没有必要，那么，他的症状就能够治愈。不过，通过这段记忆，他也向我们透露出一点信息，揭示了他为什么就不能理解这点。"我妈妈跑过来，看上去十分惊慌。"他接着讲道。两次摔倒的经历都让妈妈非常惊恐，都成功地将她的注意力转移到了自己身上。他就是一个需要被娇惯的孩子，希望时刻都成为别人注意的焦点。我们可以理解，他是何等希望因为自己的不幸而得到报偿。其他娇生惯养的孩子遇上类似事故时肯定也会这么做。不过，也许他们所用的办法不是语言障碍。这是我们目前这位患者的独家商标，是他从生活经验中培养形成的生活做派中的有机组成部分。

　　一位 26 岁的男子找到我，抱怨自己总找不到满意的工作。八年前，父亲安排他进入经纪人行业，不过自己从来也没喜欢过

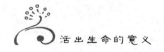

这一行,不久前终于辞了职。他尝试找其他工作,但都没能成功。他同时抱怨总是睡不着觉,时常会想到自寻短见。抛下经纪人这份工作时,他逃离家乡,在另一个镇子里找到份工作,但后来收到一封家信,说母亲病重,他只好返回家乡,与家人一起生活。

基于这段历史,我们基本可以推测,他打小就备受妈妈宠爱,而爸爸却总是向他施威。我们很可能会发现,他一生都在试图反抗爸爸的威严。问及他在家里的排行时,他说是家里唯一的男孩,上面有个姐姐,下面有个妹妹,姐姐对他总是指手画脚,妹妹也不例外。爸爸对他总是横挑鼻子竖挑眼,因此,他内心有种十分强烈的感受,认为家里每一位都能主宰自己。妈妈是他唯一的朋友。

14 岁那年他离开学校。随后,爸爸安排他上了一所农校,以便将来能够在他正筹划购买的农场里帮把手。孩子在学校总体发展还算不错,但却下定决心不愿做农夫。经纪公司那个职位是爸爸给安排的,他居然坚持了长达八年,这点着实让人惊讶。不过,他给我们的理由是想尽可能多为妈妈做些什么。

这个孩子自幼就邋里邋遢,性格怯懦,惧怕黑暗,惧怕独处。每当听到某个孩子总是邋里邋遢时,我们就必须留意,一定会有某个人替他打理收拾;每当听说一个孩子惧怕黑暗、不愿独处时,我们就必须留意,一定会有某人可以关照和安抚他。对这位年轻人来说,这个人就是他妈妈。他感觉交友不易,但在跟生人交往中表现还算可以。他从没恋爱过,对爱情不感兴趣,从没想过结婚。他认为爸妈的婚姻不够幸福美满,由此,我们便不难理解他自己为什么对婚姻抱着排斥的态度。

爸爸至今依然给他施加压力,希望他继续经纪人的工作。

虽然他本人很想进入广告业，但却认定家里人不会予以支持，不可能提供资金让他为进入这一行做准备。无论从哪一点讲，我们都能看出，他的一切行为都是为了跟爸爸作对。在经纪公司工作期间，尽管他完全可以自立，却从没想过用自己挣的钱去学学广告。只是到了现在才想到要去学，而且，还把上学这件事当成了向爸爸索取的一种新手段。

他的童年早期记忆清晰地表明，娇生惯养的孩子往往对严父持有强烈的逆反心。他记得在爸爸的餐馆里工作时的情形。他喜欢清理餐碟，喜欢把碟子从一张桌子挪到另一张桌子。他磨磨唧唧鼓捣餐碟的样子让爸爸非常恼火，爸爸当着客人的面给了他一记耳光。他拿这一早期经历作为证据，认为爸爸是自己的仇人，他一辈子都始终在与爸爸抗争作对。他仍然并不真心想要工作，只要能够让爸爸感觉受伤，就觉得十分满足。

他自寻短见的想法很容易解释。一切自寻短见的行为都是一种责备。想到自尽，相当于在说："一切都怪爸爸。"对工作不满意，同样也是为了针对爸爸。爸爸提议的每一种计划，儿子都不愿意接受；然而由于自幼娇生惯养，在工作中他根本无法做到自食其力。他并不真心希望工作，只想玩乐。不过，在对待妈妈时，他仍保留了一定程度的合作意愿。然而，跟爸爸对抗这一事实，又如何用来解释他的习惯性失眠呢？

假如夜里睡不好，第二天便不能很好地工作。爸爸等着儿子上工，可孩子疲倦不堪，根本无法工作。当然，他可以公开说："我不想工作，也不愿被逼着工作。"但他又担心妈妈，也担心家里糟糕的经济状况。假如完全拒绝工作，家人就会认为他无可救药，不再管他。他必须找一个有说服力的理由；而显然，这一

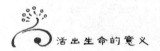

不请而来的毛病,也就是失眠,恰恰为他提供了这样一个借口。

刚开始时,他说自己从来不做梦,但随后又改口说想起一个梦,而且还总是反反复复出现。他梦见有人冲着墙掷球,但每一次球都会弹开。这似乎是一个不值一提的梦。这梦境与其生活做派之间能否找到某种关联呢?我们继续问:"然后呢?球弹开后你有什么感觉?"他说:"每次球一弹开我就醒了。"至此,他失眠的整个状况已经显露无遗:他把梦当成了闹钟,为的是叫醒自己。在他的想象里,人人都在推着他往前走,都意图驱使他,逼他做不愿意干的事。于是,他梦到有人冲着墙掷球。每到这一刻,便总会惊醒。其后果就是,第二天他总是疲惫不堪,无法正常工作。爸爸总是非常着急,迫切希望他能做些事,因此,采用这一迂回战术,他自认打败了爸爸。假如单单从他与爸爸作对这点来看,我们甚至可以认为,这孩子很聪明,居然想到运用这一武器。然而,无论对别人还是他本人,其生活做派却不够合理,我们必须帮助他改变这一状况。

我向他解释了这个梦的寓意。之后不久,梦便不再出现了。不过,他说有时夜里还是会突然醒来。他没勇气继续做梦,因为他发现其目的可能已被人看穿。然而,他依然会把自己弄得非常疲惫,影响第二天工作。我们该如何做才能够帮助到他呢?唯一可行的办法就是让他跟爸爸达成和解。只要他的兴趣点仍然保持在惹恼并击败爸爸这一点,那么,一切努力都将于事无补。我的第一步,也是我们必须始终遵循的第一步,是首先承认患者态度有其合理的一面,于是说:"你爸爸似乎做得很不合适,滥用家长作风,对你横加指使,这的确不够明智。或许,他有他的问题,需要治疗。不过,你能做些什么呢?你不太可能改变他。比方说下雨了，你该怎么办？你可以带把伞，或者选择打车；但跟雨水较劲，或者试图想要征服雨水，显然，这些做法都毫无意义。现在，你就好比在跟雨水较劲。你以为这是力量，以为自己占了优势，但你所谓的胜利，更受伤的却是你本人，而不是其他任何人。"我跟他分析了他所有行为表征中一脉相承的共性：对职业的不确定性、自寻短见的想法、从家中逃离的做法、失眠的症状等等，所有这一切表现，其实都意在通过自我折磨达到折磨爸爸的目的。

我给了他一条建议："今晚睡觉前，你不妨设想一下，时不时把自己弄醒，以便明天白天感觉很疲惫；再设想一下，到了明天，你感觉实在困倦，根本没法工作，于是爸爸大发雷霆。"我希望他正视事实。他的主要兴趣是惹恼、伤害爸爸。若我们不能终止这一对抗情绪，一切治疗都将无济于事。他是个给宠坏了的孩子。这点我们都看得很清楚，现在他自己也意识到了。

这种情形与所谓的俄狄浦斯情结非常相似。年轻人醉心于伤害爸爸，同时跟妈妈关系却很密切。然而，这其实与性爱毫无瓜葛。妈妈素来对他溺爱有加，爸爸却总是不留情面。他得到的是一种错误的培养，由此错误解读了自己的处境。他的问题与遗传没有任何关系，并非从原始野蛮人身上继承下来的本能，会杀死并吞食部落头人的脑袋。他基于自身经验，杜撰了这一错误的人生观。在每一个新生儿身上，这一种态度都有可能被激活，唯一需要的就是一个像这位妈妈一样溺爱孩子的母亲，和一个像这位爸爸一样严苛的父亲。假如一个孩子对父亲心怀抗拒，且不能独立处理所面对的问题，那么，我们便完全可以理解，让他养成如此的生活做派将是何其轻而易举的事。

第五章

心有千千结——梦境分析

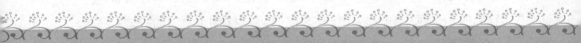

当我开始探索梦的意义时，这曾是令我最为困惑的问题。我能看出来，梦与清醒时的生活不对立，它一定与生活中的其他行为、表征同属一条线。假如我们白天耽虑于争强斗胜，那么到了夜里，也一定会继续被同样的问题缠扰。人人都离不开做梦，就好比有某项任务需要在梦里实现，在梦境中也必须为达到优秀而努力拼搏。梦一定是生活做派的产物，反过来也必须有助于确立和巩固生活做派。

几乎人人都会做梦,但真正了解梦境意义的人却寥寥无几。这一状况令人大感惊讶。这里所涉及的是人类意念中的一种普遍行为。人类自古便对梦产生了浓厚兴趣,并总是对它所蕴含的意义深感困惑。很多人认为梦具有某种深层意义,认为它光怪离奇、寓意深邃。早在人类历史混沌初开之时,人类在这一方面的兴趣就已有所表现。然而时至今日,总体而言人类对做梦的具体过程以及原因等依然没有清晰的认识。据我所知,只有两种理论试图对梦做出一种相对系统和科学的解析。这两个宣称可以解析梦境的流派分别为弗洛伊德的心理分析流派和个体心理学流派。而在这两个流派之间,或许只有个体心理学家才敢自信地宣布,他们对梦境的解释与常识情理完全契合。

　　固然,先前人们在试图理解梦境方面的努力不够科学,但也都各有其值得思考和借鉴之处。至少,这些尝试可以表明,以往人们是如何看待做梦的、对梦的态度又是怎样的。既然梦是人类意念创造性活动中的一部分,那么,假如我们能够发现人们希

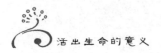

望通过做梦得到些什么，也就离找到做梦的目的非常接近了。调查研究一开始，我们就碰到了一个极为显著的事实。人们似乎一直以来就想当然地认为：梦境对未来具有影响。人们往往认为，梦境里的某种精灵、某种神力或者某一位祖先会控制人的意念并对之施加影响。遇到困难时，他们会借助梦境来获取某种启示和指引。古老的解梦书提出了各种解释，以说明每种梦对做梦人的未来运气意味着什么。原始人希望从梦境中得到某种先兆或预言；古希腊、古埃及人往往会去参拜神庙，请求神灵托梦，进而影响自己的未来生活。这类梦通常被认为具有某种治愈功效，可以消除生理、精神方面的各种困难。美洲印第安人煞费苦心，通过净身、斋戒、沐浴等仪式来求梦和析梦，并据此决定自己的行动。在《圣经·旧约》里，梦始终被视为一种能够预示未来事件的活动。即使到了今天，依然有些人坚称，曾经做过的某些梦日后变成了事实。他们相信自己在梦里拥有某种未卜先知的神力，而梦则能够通过某条神秘莫测的途径通往未来，预见将会发生什么。

从科学角度来看，这些观点似乎荒诞不经。从我最初开始尝试解决梦这一问题时起，心里就已经非常清楚，相比处于清醒状态、能够完全支配自身心智功能的人而言，处于梦境中的人对预见未来显然处于劣势；我也很清楚，与其说梦境较日常思维更明智、更具预言性，不如说更具迷惑性，更让人无所适从。然而，我们完全有必要关注人类将梦与未来以某种形式相关联这一古老传统；也许从某种意义上看，这一传统并非全然荒谬不堪。假如从一个真正合理的视角来分析，梦所能为我们提供的，很可能恰恰是一直以来被人们忽略的密钥。前文已表明，人类一直认为做梦能够为所面临的问题提供解决方案。或许我们可以由此得出结论,对于个人而言,做梦的目的在于寻找对未来的指引、寻找解决问题的办法。这么说绝不意味着我们拥趸预言性的释梦观。我们仍需要考虑,他所试图寻找的究竟是什么办法,又希望在什么地方找到这一办法。有一点仍然很明显,梦境所能提供的任何解决办法,都远比不上运用常识思维、全盘考量后得出的办法更可靠。实际上,做梦就好比一个人希望在睡觉的过程中就能把面临的问题给解决掉,这么说似乎并不过分。

从弗洛伊德的观点中,我们能够看到一份实实在在的努力,将做梦视为一种有意义的活动,而且这一意义可以做出科学的理解。然而,弗洛伊德的解析中,有几点让梦偏离了科学范畴。例如,他认为意念在白天和夜间的工作状态之间存在脱节;"有意识"和"无意识"被搁在了彼此截然对立的位置;梦境被赋予了一套与日常思维相对立的独特规律。一旦遇到这种将问题二元对立的观点,我们就基本可以得出结论,其中一定存在某种不科学的态度。从原始人以及古代哲学家的思想中,我们总能碰到这样一种冲动,将不同概念截然对立,认为两者迥然对峙。从神经官能症病患身上,我们可以清楚地看到这一截然对立的态度。人们往往以为,左和右是一对矛盾,男和女、冷和热、轻和重、强和弱,两者都相互对立。从科学角度来看,这些并非截然不同的对立项,而只是变量。它们之间的差别只在于程度上的不同,依照各自距离某种虚构的理想值的远近不同而排列。同理,好与坏、正常与非正常也都不是对立矛盾,而是变量。任何理论,如果将睡眠与清醒、梦中思维与白日思维截然对立,那么将势必落入伪科学的范畴。

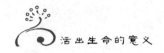

　　弗洛伊德的早期观点中还有一点难以立足，那就是他将梦与涉及性的某种背景联系起来。这点也使其观点背离了人们通常的努力和行为。如果这些观点成立，那么梦的意义就将不再是一个人完整人格的表征，而只是其人格中的局部表征。弗氏拥趸者们自身也意识到，从性的角度析梦难以完全自圆其说。弗洛伊德提议，从梦中我们也可以看到一种无意识的、对死亡的渴望，或许我们可以找到一个维度证实这一观点。如前文所发现，做梦是意图省事、找捷径解决问题的一种表现，可以暴露出某人丧失了勇气。然而弗氏表述法中有着过于浓重的隐喻性特征，并不能有助于我们更深入地理解梦境究竟如何反映完整人格。我们需要再次强调，梦里的生活与白天的生活两者之间存在严格的区别。弗洛伊德对梦的解析可以为我们提供很多耐人寻味、颇具价值的启示。比如，尤为有益的启示之一就是梦本身并不重要，真正重要的是梦境背后的思想。在个体心理学中，我们也得出了大体类似的结论。心理分析理论的不足之处在于它忽略了心理学能够成为科学的一项首要条件：承认人格整体具有谐调一致性、承认人的一切行为表征是一个统一的整体。

　　从弗洛伊德对析梦核心问题的回答中，这一不足之处便已暴露无遗。"梦的目的是什么？我们到底为什么会做梦？"心理分析流派的答案是："为满足人未能实现的欲望。"但这一观点远不能把一切都解释清楚。假如说梦丢了，或者说人醒来后把梦忘了，或者根本就没能理解梦，那么这一满足感从何而来？人人都会做梦，但理解自己梦的人却难得一见。我们从做梦中能获得什么快乐？假如将梦中生活与白日现实生活彼此分开，梦带来的满足感独立存在于梦中生活里，或许我们可以理解做梦对梦中人的意义。但是这样的话，我们却又丧失了人格的谐调一致性。这样一来，梦对于清醒着的人便毫无意义。从科学的角度看，梦中人与清醒着的人同为一人，因此做梦的目的必须同时适用于这样一个谐调一致的人格整体。的确，在某一类人身上，我们可以将他们在梦中实现自己愿望的努力与其整个人格相联系。这类人便是娇生惯养的孩子，那些时刻都只关心"我怎么才能享乐？人生能给我带来什么"的这类人。这类人可能会在梦里寻欢作乐，好比他在其他一切场合追求享乐一样。实际上，我们仔细分析就会发现，弗洛伊德理论与被宠坏的孩子的心理非常契合。这些孩子总以为，自己的一切本能都不容丝毫违逆，他人的存在就是一种不公。他们总是质问："我凭什么要爱邻居？他们爱我吗？"以被宠坏的孩子的心理作为前提进行心理分析，对这些前提做了最为翔实的剖析。然而，好胜心的表现形式千千万万，追求享乐只是其中的一种，我们没有理由把它看成是所有人格表征中最为核心的动机。此外，就算我们果真找到了做梦的目的，也仍然需要帮助，以便能够看清其意义。如果醒来后把梦忘了，或者压根没能理解梦，其作用又是如何体现的呢？

大约 25 年前，当我开始探索梦的意义时，这曾是令我最为困惑的问题。我能看出来，梦与清醒时的生活不对立，它一定与生活中的其他行为、表征同属一条线。假如我们白天耽虑于争强斗胜，那么到了夜里，也一定会继续被同样的问题困扰。人人都离不开做梦，就好比有某项任务需要在梦里实现，在梦境中也必须为达到优秀而努力拼搏。梦一定是生活做派的产物，反过来也必须有助于确立和巩固生活做派。

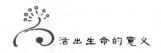

活出生命的意义

　　或许从某个方面可以帮助我们立刻搞清楚做梦的目的。我们都做梦，早晨醒来时通常会把梦忘得一干二净，什么都没有留下。但事实果真如此？果真没有任何东西遗留下来？有一项内容还依然存在：梦境唤起的情绪依然陪伴着我们。梦中的画面消失了，对梦境的理解消失了，唯一留下来的只有情绪。因此，梦的目的一定在于它所唤起的情绪。梦只是唤起某种情绪的手段和工具，而做梦的真正目的，在于梦后留存下来的情绪。

　　每个人所营造的情绪一定总是与其生活做派相吻合。梦中的想法与白日生活中的想法两者间的差异并不绝对，没有严格的区别。如果要用一句话简单概括两者的区别，那就是，在梦里，与现实的关联会相对更多地被屏蔽。梦境与现实并不是截然断裂，睡眠中我们依然与现实保持着联系。如果某件事困扰着我们，那么睡眠也会相应受到困扰。睡眠过程中，我们会适时调整睡姿，避免从床上掉下来，这一事实表明，与现实的联系依然存在。即使在人声鼎沸的街道上，一位妈妈也可能酣然入睡，但孩子任何一点细微的动作，都很可能让她骤然惊醒。即使在睡眠中，我们也依然与身边的世界保持着联系。不过，入睡以后，我们的感官意识虽然没有全然缺失，但会有所减弱，与现实的联系也相应减少。做梦时，我们是孤军作战，来自社会的压力不会那么迫切地作用在我们身上。梦境里思维受到的刺激不会那么多，不需要那么坦诚地分析判断身边的环境。

　　只有当我们完全免于紧张，对解决问题有足够把握时，才能睡得高枕无忧。打断平和宁静睡眠的干扰因素之一就是做梦。可以这么总结，只有当对问题的解决方法没有把握，即使入睡以后也仍能感受到来自现实的压力和困难挑战时，我们才会做梦。

这就是梦的使命,即:应对我们所面临的困难,并提供一种解决方案。至此我们应开始明白,意念在睡眠中是如何迎击问题的。由于需要应对处理的不是问题全局,因此看似相对容易,梦所提议的解决方案要求我们自身做出最低化的调适。这时,做梦的目的就变成了支持和强化生活做派,并唤起与之相适应的某种情绪。但生活做派为什么需要支持?什么会对它构成攻击?唯一可以对它构成攻击的是现实生活与常识情理。因此,做梦的目的就在于支持生活做派,顶住来自常识情理的压力。由此我们便得出一个很有意思的视角:假如某人面临一个问题,但又不愿意按照常规情理思路来解决它,就可以求助于梦,借助梦里所唤起的情绪,寻求对自己的态度的认可与支持。

乍一看,这或许与我们清醒时的生活相矛盾,但其实不然。我们唤起情绪的方式与清醒状态时基本没有什么差别。假如某人遇上了难题,且不愿遵照常识和情理直面问题,而是继续沿袭自己固有的生活做派,那么,他一定会动用一切手段,为自己生活做派辩解,使它看起来合情合理。比方说他的目标是赚快钱,不用努力、不用工作,也不用为他人奉献。那么,赌博很可能成为他的一个候选途径。他清楚地知道很多人都曾因赌博而倾家荡产、蒙受劫难,但他渴望过得轻松,渴望通过某种捷径致富。那么他会怎么做呢?他会首先用金钱的种种好处填充自己的全部心思,会在脑海里勾勒各种美好、令人艳羡的画面:投机取巧为自己带来财富,拥有豪车、生活奢华、成为周围人仰慕的焦点。这些画面将会在他心里激起某种情绪,驱使他一条道路走到黑。他会抛开一切常识理性,冒险走进赌场。在其他更普遍的情况下,类似事情也会发生。假如我们正上着班,突然有人说起自己

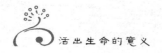

看过并且非常喜欢的某一部话剧,我们往往会产生一种抛开手头活计、立刻冲往剧场观看的冲动。假如某人坠入情网,脑子里正幻想着未来生活的景象,要是他的确迷恋对方,他想象的未来就会温馨怡人;而要是正情绪低落、悲观失望,画面中的未来也便会罩上一层阴郁沉闷的色彩。但无论如何,他都是在唤起某一种情绪,通过观察他唤起的情绪类型,我们就能够判断出他是哪种性格的人。

但是,假如梦境过后除了情绪之外其他什么都没留下,对常识情理又会产生什么影响呢?梦是常识情理的敌手。我们很可能发现,那些不愿被情绪分心,而更愿意按照科学方法前行的人,往往做梦相对较少,或者根本不做梦;而另外一些常识情理意识相对淡薄的人,则往往不愿意通过正常、有益的途径解决所面临的问题。常识情理是合作的一部分,没有受过良好合作训练的人通常不喜欢常识情理。这些人往往会频繁做梦。他们总是迫切希望,自己的生活做派能够君临一切且名正言顺,他们希望避开现实的挑战。我们只能得出结论:做梦是一种尝试,意图在当事人既有生活做派与当前面临问题之间搭建一座桥梁,不必面对确立全新生活做派的挑战。生活做派是梦境的主宰,总是能够恰如其分地唤起当事人认为自己所需要的某种具体情绪。我们从梦中所能发现的一切,没有一件不能从当事人身上体现出来的其他症状、特征中看到。无论我们做梦与否,都需要按照同样的方式来处理问题;但梦为生活做派提供了某种支持,同时也是对后者的一种辩护。

如果上述观点成立,那么,在了解梦境这一方面,我们也就迈出了全新的、也是最关键的一步。在梦里,我们不过是在自欺欺人。每一场梦都是一次自我麻醉、一次自我催眠，其全部目的就是激起某种情绪，并用这种情绪来应对当前局面。按理来说，我们从梦里所看到的人格个性，与从日常生活中所看到的如出一辙。不过，究其本质，我们所看到的是发生在意念加工车间的一个流程，预备和酝酿好一种情绪，以便应用于白日生活中。假如方法得当，我们还将发现，即使在梦的构成及其方式等方面，也有自我欺骗的成分存在。

　　那么我们从中有什么发现？首先，我们发现一系列经过精心筛选的画面、事件以及场景。前文我们曾提到过这一筛选过程。一个人在回顾过往经历时，他脑海里会呈现一组包含各种画面、事件等内容的合集。我们已知道，他的选择具有鲜明倾向性，也就是说，他会仅仅选择记忆中那些于本人所追求目标有利的事件。决定记忆的，是他所追求的终极目标。同理，在构建梦境时，我们往往也只选择与自己的生活做派相吻合、能够代表这一生活做派在面临当前问题时所持态度的那些事件。选择唯一的意义就是这一生活做派相对我们当前所面临的困难而言的意义。在梦境里，生活做派会按照它自己的方式，我行我素。客观现实地直面困难需要常识和理性，但生活做派却拒不相让。

　　梦还会从其他哪些方面汲取素材呢？弗洛伊德也特别强调，自人类开始观察梦境之初至今，梦主要由各种隐喻、象征构成。正如一位心理学家所言："在梦里我们都是诗人。"那么，梦境为什么不采用简单、直白的语言而要采用诗化、隐喻的语言呢？因为，如果我们不使用隐喻和象征，而是使用直白明了的语言来说话，就无法避开常识情理的约束。隐喻和象征可以恣意滥用。它们可以将不同意思相互结合，也可以同时表达两种不

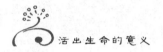

同意思,而其中一种极可能荒诞不经。通过隐喻和象征,可以推演出不合逻辑的结论,可以用它来唤起某种特定情绪。这种方法我们日常生活中也常在使用。比方说,想要批评某人时,我们会说:"别跟个孩子似的!"我们会质问:"哭什么?你是个娘儿们吗?"使用隐喻时,一些貌似毫无关联、只针对某种特定情感的表述总是不经意间悄然潜入。一个大块头男人,跟一个小个子男人生气时可能说:"他就是条虫子,活该被踩死。"他意在借助这一隐喻,为自己的愤怒提供一条便利的依据。

隐喻是种有力的演讲工具,但却常常让我们陷入自欺欺人的境地。诗人荷马描述希腊军队如雄狮一般席卷战场,为我们营造了一幅气势如虹的画面。难道我们会认为他是为了准确地描写这些可怜、肮脏的士兵们是如何在战场上匍匐前行的吗?当然不是。他只是想让我们将这些士兵想象为威武的雄狮。我们清楚地知道,他们并不真正是狮子;但若诗人啰里啰唆,无一遗漏地描述士兵们如何如何呼吸粗重、汗流浃背,如何走走停停来鼓气助威或躲避危险,他们的盔甲如何老旧等等数以千计的细节,恐怕很难如上文短短一句诗行那般撼动人心。隐喻的作用在于营造美感、激发想象、构筑幻境。不过,我们必须强调,如果落入一个持错误生活做派的人手中,隐喻和象征无疑将成为一件非常危险的东西。

比方说某同学面临大考。问题再显然不过,他理应鼓起勇气、按照常识情理来应对考试。但若他的生活做派总是习惯逃避,则很可能梦见打仗。通过高度隐喻,他将这一直观浅显的问题设想成了一幅可怕的画面,于是便有了十足的理由感到恐惧。再或,他会梦到自己站在万丈深渊边缘,必须回头后撤才能避免坠落深谷。他一定要营造一种情绪，帮助自己回避考试、逃脱考试；他将考试与万丈深渊等同视之，以达到自我欺骗的目的。从这个例子中，我们还可以发现人们在梦里经常采取的另一种方式，那就是面对问题时总是不断遮掩和回避、不断归纳和提炼，直至原先的问题中只有一部分留了下来，然后，仅仅残留的这一小部分问题会被进一步隐喻化处理，好比这就是原先所面临问题的全部。比方说，还有一个学生，性格果敢，对未来总是充满期待，他决定直面任务，完成考试。不过，他也渴望得到支持，也希望给自己鼓劲打气，这是由他素来的生活做派决定的。考试前夜，他梦见自己站在山顶。他所处的情境在很大程度上由此得到简化，生活所面临的种种情境，只有其中最微小的一部分在梦里得到呈现。毫无疑问，这一问题对他很重要，但通过排除诸多方面，把关注点聚焦到对成功的期待上，因此唤起了一种相应的积极情绪来帮助自己。第二天早晨起床后，他会感觉心情愉快、神清气爽，更加信心十足。他成功地让面临的问题最小化。不过，尽管他的确由此得到了自我鼓励和安慰，但本质上他也不过是在自我欺骗，因为他没有按照常识情理要求的那样全力以赴，积极面对问题全局，而是将精力用在了唤起自信上。

　　这种激发情绪的做法并无什么特别之处。一个人要是想一跃跨过一条溪流，很可能会在起跃前先数一二三。数到三真的那么重要吗？跳跃和数数之间存在必然联系吗？没有一丝一毫关系。不过，他之所以数一二三，只是为了激发情绪，积聚全身力量。我们人类意念中有各种各样现成的方式，可以用来审视、确立和巩固某种生活做派，激发相应情绪的能力便是其中最重要的手段之一。无论是白天还是黑夜，我们每天都在这么做，只

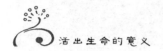

不过在夜里表现得更加明显。

在这里，我想借用自己曾做过的一个梦，以说明我们是如何自欺欺人的。战争期间，我曾担任一家医院的负责人，收治的都是患有神经官能症的士兵。每次碰到没有做好心理准备，不适合上战场的士兵，我都尽量给安排一些相对轻松的任务，以最大程度让他们放松。通常，这些士兵的紧张情绪都会大大缓解，总体而言这种方法相当成功。有一天一位士兵找到我，他体格魁梧、身型健壮，在我见过的所有士兵中都数一数二。他感觉十分抑郁。我一边检查，一边琢磨该怎么办。我内心当然希望把每一位前来寻求咨询的士兵都送回家，但我所有的建议结果都需经一位上级军官审核，因此我的慈悲仁怀必须控制在一定范围内。这位士兵的情况很不好下定论，但在最后关头，我说道："你的确有神经官能症，但你总体上身体很健康强壮。我给你安排一份轻松点儿的活，好让你不用非上前线不可。"

那位士兵做出一副十分可怜的表情，回答说："我得靠上课挣钱养活爸妈。要是上不了课，他们就得挨饿。如果我无法帮助他们，他们就都得死。"我心里寻思，或许应该给他找份更轻松的活，那就是让他回家，做个办公室文职人员。不过我也担心，如果就这样建议，我的上司很可能会非常恼火，结果他又被派到前线去。最后，我决定在不违背良心的前提下最大限度地帮他，比如出证明说他只适合警戒警卫之类的职位。夜里回家入睡后，我做了个可怕的噩梦，梦见自己杀了人，在狭窄、昏暗的街道上来回奔跑，寻思自己杀掉的人究竟是谁。我想不起来被杀的人是谁，但心里在想："因为杀人了，我完蛋了，一辈子都毁了，什么都结束了。"于是，在梦里，我静静地站着，浑身是汗。

醒来后的第一反应是："我把谁给谋杀了？"随后开始意识到："如果我不给这名年轻士兵一个办公室的文职位子，他很可能会给派到前线，死在战场。那样我就成了杀人凶手。"想必您已经明白，我是怎么样激发起一种情绪来欺骗自己的。我并没有杀人，即便悲剧果真发生，责任也并不在我。然而，我的生活做派不允许自己冒这一风险。我是一个医生，使命是救人，而不是将人推向险境。我接着想，要是给他一份轻松的工作，上司也仍有可能派他上前线，情况并不会变好。我随即意识到，假如真心希望帮助他，唯一的办法就是遵照常识情理规则，不要继续为自己的生活做派自寻烦恼。于是，我给他出具了适合警戒警卫职位的证明。事情接下来的发展证明，遵照常识情理永远都是上策。读了我的推荐建议后，上司拿起笔，在名单上划掉了这位士兵的名字。我当时心里想："估计上司要派他上前线了，我真该推荐他做办公室文职。"上司接着写道："六个月、文职。"

事后我得知，这位军官受了贿，决定放那位士兵一马。这个年轻人其实一节课都没教过，他对我所说的一切都是谎言。之所以给我编造故事，是为了让我给他安排一份轻松差事，好让受贿的军官顺水推舟，在我的推荐意见上签字同意。自那天以后，我就一直警告自己，以后最好别再做梦。

做梦旨在愚弄和麻醉自我，这一事实说明了我们为什么很少能理解梦。假如我们对梦了解得清清楚楚，那么它也便失去了自我欺骗的功效。它将不再能够激发我们的情感和思绪，我们将选择按照常识情理行事，拒绝听从梦境所给的提示。假如梦境被人参透，那它就将失去其目的。梦是当下现实问题与生活做派之间的桥梁，而生活做派却并不需要任何强化，需要与现

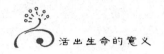

实直接相关。梦境千差万别,针对每个人面临的不同具体情况,每一场梦都将揭示当事人认为自己的生活做派在哪些方面需要强化。因此对梦的解析始终都因人而异。对隐喻、象征等进行公式化的解读根本不可行,因为梦是生活做派的产物,源自于每个人对自己所面临境况的独特解读。假如让我简略介绍一些颇为常见的梦,那目的也不在于提供关于析梦的实战经验;相反,只是为了帮助大家加深对梦及其意义的理解。

很多人都曾梦见过飞翔。与其他梦一样,这一种梦的关键也在于它所唤起的情绪,让人梦醒后有种飘逸、无羁、信心满满的感觉。这种梦自下而上,将征服困难、实现胜利的目标想象成一件轻而易举的事。由此在我们头脑中刻画出如下印象:一个敢作敢为、一往无前、志存高远的人,即使在睡眠中,也不会忘记自己的理想和志向。这种梦关系到一个问题:"我该不该继续?"梦所给出的答案是:"任何障碍都不能阻挡我前进的道路。"从来没有梦到过摔倒、跌落等情形的人委实少之又少。这点非常值得引起重视,因为它表明,与其说人类意念真正关注的是如何去努力克服困难,不如说更多时候担心的是如何自我延续,因为内心总是充满对失败的恐惧。如果意识到我们传统教育通常的目的是警示孩子、让他们时刻处于防备状态,上述情况也便很容易理解。我们总是训诫孩子:"别爬椅子上! 把剪刀放下! 离火远点儿!"孩子们的身边总是被各种各样的假想危险包围。固然,真实的危险的确存在,但如果把一个人弄得总是担惊受怕、怯懦不安,那么将永远无助于培养其勇气来直面这类危险。

假如有人频繁梦到自己瘫痪或者误了火车,其意义通常是:

"如果这件事能自己过去,不需要我伸手干预,那就太好了。我一定得绕个弯路,得晚点到,这样就不必直接面对了。我一定得让火车走掉。"很多人都会梦见考试。有时,人们发现自己一大把年纪还要参加考试,或者很久以前就早已考过的科目还得重考,觉得非常惊讶。对有些人而言,这个梦的意思是:"你没有做好应对当下摆在面前的问题的准备。"而对另外一些人而言,意思则可能是:"这种考试你以前过了,眼下这次也一定能过。"每个人的象征符号都永远不会与他人完全相同。我们必须重点考虑的问题是梦境过后存留下来的情绪以及它与生活做派整体之间的关联。

　　一位 32 岁的神经病患来找我治疗。她在家里排行老二,而且与大多数老二一样,她也非常心高,凡事都想争第一,希望把一切问题都解决得无可挑剔。见到我时,她整个神经都近乎崩溃。她跟一位年龄比自己大的有妇之夫扯上了关系,后者又遭遇生意失利。她一直希望与他结婚,可他却离不了婚。她梦见自己住在乡下的时候,把房子租给一位男子,后者入住不久后便结了婚,但毫无收入。这位租客心术不正,而且好吃懒做,由于付不起房租,她只好把他赶走。一眼就可以看出,这个梦跟她当前的处境有关联。她在寻思是否应该嫁给一个生意失败的男人。这位情人现在穷困潦倒,没有能力养活她。尤其加重两者可比性的一件事是,他带她出去用餐,身上的钱却不足以支付账单。这个梦所产生的效果就是唤起一种抗拒结婚的情绪。她心高气傲,不愿跟一个穷困潦倒的男人牵扯不清。她以隐喻自我设问:"假如他租我的房子却付不起房租,我该怎么对付这样的房客?"答案自然是:"他必须走。"

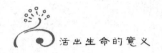

　　然而这位有妇之夫并非她的房客，将两者等同起来并不恰当。无力养家的丈夫与无力支付房租的房客本质不同。可是，为了让自己解脱，为了给自己更多理由听凭生活做派支配，她刻意营造了相应的情绪："我不能嫁给他。"就这样，她避开按照常识情理全面解决问题，只是从中选取一小部分。与此同时，她把婚恋这样一件大事最小化，就仿佛简单的一个隐喻就能说清一切："一个男人租我的房子，要是付不起房租，那我自然必须轰他走。"

　　由于个体心理学疗法始终以提升一个人应对生活重大问题的勇气为努力方向，因此很容易理解，随着治疗推进，患者的梦也会随之改变，表现得更为自信。一位抑郁症患者完全治愈前做的最后一场梦如下："我一个人坐在长椅上，突然一阵暴风雪席卷而来。所幸我躲开了，因为我及时跑进屋里，跑到了丈夫身边。随后，我帮他从报纸广告栏找到一份合适的工作。"这位患者自己也能解释清楚这场梦的意思。它显然表明了她希望与丈夫达成和解的意向。以前她总是怨恨丈夫，刻薄地指责他软弱无能、不思进取，没本事给自己好日子。这个梦的意思是："相比独自面对危险，跟丈夫相互厮守才是上策。"不过，尽管我们同意这位患者对所处境况的看法，但她与丈夫及婚姻达成和解的方式却仍然值得思考，因为它很大程度上代表了发生这种事时忧心忡忡的家人、亲友们习惯给予的建议。独自一人面对问题的危险性总是被过度夸大，她依然没有做好足够准备，有充分勇气和自信与人展开合作。

　　一个 10 岁男孩被送进我的诊所。学校老师抱怨说他为人刻薄，对其他同学十分恶毒。他在学校常常偷东西，然后放进其他孩子的课桌,以达到栽赃陷害同学的目的。这类行为只有在一种情况下才可能发生,那就是孩子觉得必须把其他人拉下来,跟自己处在同样的水平。他想要羞辱他们,证明刻薄和恶毒的人是他们,不是自己。如果说这就是他做事的方式,那么我们可以由此推断,他一定是受家庭环境影响,他的家里一定有某一个人,他之所以这么做就是希望证明这个人有过。10 岁那年,他曾因在街上冲一位孕妇扔石块惹上大麻烦。既然已经年满 10 岁,他极有可能清楚怀孕是怎么一回事。我们可以由此推测出他不喜欢孕妇,接下来就必须进一步调查了解,看是不是他家里又新添了弟弟或妹妹,后者出世让他不高兴。老师在学生评价报告中把他描述为"邻里的祸害"。他总是滋扰其他小伙伴、给人起绰号、散布别人的谣言;他常常追赶、敲打小女孩。到现在,我们已基本有把握推断,他的竞争对手肯定是自己的妹妹。

我们得知,他是家里两个孩子中的老大,下面有一个 4 岁的妹妹。他妈妈说他很喜欢妹妹,对妹妹总是特别好。这让我们无论如何都难以置信:如此一个男孩,居然会喜欢妹妹?事后证明,我们的怀疑完全合理。这位妈妈同时声称,自己跟丈夫的关系堪称完美。这对孩子来说可谓是个天大的不幸!显然,他的问题责任完全不在父母;缺点肯定只能出自他自身邪恶的本性,或者是命中注定,或者是出自某一位先辈的隔代遗传!我们经常听到这类堪称完美的婚姻中出现的问题:如此优秀的父母,却有一个如此恐怖的孩子!老师、心理学家、律师以及法官都曾见证过这种不幸。而且的确,"十全十美"的婚姻很可能对小男孩构成一个重大挑战,理由如下:假如孩子发现妈妈将全部精力用在爸爸身上,便很可能会生气。他希望独享妈妈的爱,

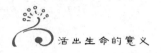

一旦她对其他任何人示好,就会让他心生恼恨。不过,如果说幸福的婚姻对孩子成长不利,不幸福的婚姻影响会更为糟糕,那么我们该如何是好?首先,从一开始就必须培养孩子的合作意识,让他实实在在介入到婚姻家庭关系中,避免他仅仅依附于父母中的一方。目前我们正讨论的这个孩子被惯坏了,他渴望占据妈妈全部的关心,每当感觉没有得到足够关心时,他便会设法惹是生非,长此便形成了习惯。

很快我们的猜测又一次得到证实。这位妈妈自己从来不责罚孩子,总是等爸爸回来惩罚。也许是因为她自感软弱,觉得只有男人才有权发号施令,只有男人才足够强大来施行惩罚。也许是因为她希望让孩子依附于自己,生怕失去他。但无论如何,她的做法无异于教育孩子不要对爸爸产生兴趣,不要与他合作。如此一来,父子两人之间的摩擦便在所难免。我们听说,这位爸爸对妻子和家庭都十分尽心尽责,但因为孩子的事,每天下班之后却不愿回家。他总是很严厉地责罚孩子,经常体罚他。有人告诉我们,孩子其实并不恨爸爸。但这点根本不可能。这个孩子绝不是意志脆弱的人,他只是非常擅于掩饰自己的感情而已。

他很爱妹妹,但却总是不能跟妹妹好好玩,时常扇她耳光或踢她。他睡餐厅的一张沙发床,妹妹睡爸妈卧室的一张婴儿床。假如我们能设身处地站在这个孩子的角度看问题,假如我们确实体谅他,那么,相信爸妈卧室里的这张婴儿床就会成为招惹烦恼的一个重要因素。我们尽量通过这个孩子的心思来考虑、感受和看问题。他渴望得到妈妈的关注,但每到夜晚,妹妹却离妈妈如此之近。他必须抗争,把妈妈拉到身边更近的地方。这个孩子健康状况良好,出生时一切正常,吃了 7 个月母乳。第一次用奶嘴时出现了呕吐,而且这一现象一直持续到他 3 岁,很有可能他的肠胃有些紊乱。目前他吃得很好,营养充足,但对肠胃仍然非常在意,认为这是自己的一个弱点。现在我们大概可以明白他冲孕妇扔石子的原因了。他对吃的东西十分挑剔,要是饭菜不对口味,妈妈就会给钱让他自己去买喜欢吃的。然而他却跟邻居四处散布消息,抱怨爸妈不让自己吃好。这一把戏已经成了他的机械习惯,始终都是如此。他争强斗胜、赢回优越感的方法就是诽谤他人。

现在,我们已有充分依据,可以理解他初次到诊所时说过的一个梦。他说:"我是一个西部牛仔。他们把我送到了墨西哥,我必须冲出一条路进入美国。一个墨西哥人过来阻拦,我一脚踢到了他肚子上。"梦里的情绪是:"我身边围满了敌人,必须抗争反击。"在美国文化里牛仔被当成英雄崇拜,他认为追赶小女孩、照人腹部踢踹很英勇。前面我们已经知道,腹部在他生活中起着一个重要的作用,他认为这是最脆弱的一个地方。他本人被肠胃不适的问题困扰,他爸爸也总是抱怨紧张时会感觉肠胃不适。在他一家人眼里,肠胃被提升到了一个至高无上的地位。这个孩子的目的就是攻击别人最薄弱的一点,他的梦及行为都显示出了同样的生活做派。不管是生活中还是梦境里,如果我们不能将他从梦境中唤醒,他将继续以同样的方式生活。他不仅会跟爸爸、妹妹、小孩子,尤其是小女孩作对,还会跟试图阻止他的医生作对。来自梦中的冲动将鼓动他继续下去,去当英雄,去征服他人。除非意识到自己是在自欺欺人,否则任何治疗对他来说恐怕都无济于事。

我们在诊所向他解析了他的梦。他感觉自己生活在一个充

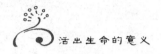

满敌意的国家,每一个想要惩罚他、阻止他的人都是墨西哥人,都是他的敌人。下次又来诊所时,我们问他:"上次见面之后又发生什么事了吗?"他回答:"我不够乖。""你做了什么?""我追赶过一个小女孩。"请留意,这绝对不是什么忏悔!是吹牛、是进攻!这里是诊所,所有的人都在尽力帮他改进,而他却坚称自己是个坏小孩,这其实等于在说:"别指望有什么改进!我要踹你肚子!"我们能拿他怎么办呢?他依然生活在梦境里,还在扮演英雄。我们必须削弱他从这一角色中所获得的满足感。"你认为你心目中的这位英雄会去追赶一个小女孩吗?你这么模仿英雄气概难道不是很拙劣吗?假如你真心希望成为英雄,就应该去追赶年龄大、身体强壮的女孩,或者说压根就不该去追赶任何一个女孩。"这是治疗过程的一个方面,我们必须打开他的视野,让他对继续自己的生活做派不再那么热心,正如俗话所说,要"往他汤里吐唾沫"。这样,他也就不会再喜欢自己所情有独钟的汤了。另一方面,要给予他合作的勇气,鼓励他从人生积极、有益的一面探寻生命的意义。没有人天生喜欢人生毫无益处的一面,除非他担心,要是始终站在人生积极有益的一面,自己可能遭遇失败。

一位 24 岁的女孩,单身,做秘书工作。她抱怨老板盛气凌人的作风让她忍无可忍。她感觉没能力交朋友,也没能力保持友谊。经验让我们相信,假如一个人无法与人保持友谊,原因多半是其总希望支配别人。这种人真正感兴趣的只是自己,其终极目标,只是为了证明自己比别人优秀。很可能,她的老板性格也同样如此,两人都希望凌驾于别人之上。这样的两个人相逢,注定很难相处。这个女孩在家里排行小七,是兄弟姐妹中的老小，全家人都视她为掌上明珠。她有一个绰号叫"汤姆"，因为家里一直希望她是个男孩。这更进一步加剧了我们的怀疑，她将追求卓越的个人目标等同于追求个人主导地位。在她的意识里，有男子气势才是主宰，才能控制他人而不是受人控制。她很漂亮，但却总以为受人喜欢只是因为自己颜值高，因此她十分担心，害怕有一天惨遭毁容或花容渐老。在当下这个时代，女孩如果漂亮，则往往能够相对容易地打动或支配别人，对于这一点她再清楚不过。然而她希望自己是个男孩，以一种阳刚的方式占据主导地位，因此，高颜值并不能让她感觉到开心。

她所能记起的最早一件事是自己被一位男子吓坏了，此外，她也承认，至今她仍害怕受到入室抢劫者和性情狂躁者的攻击。这或许看起来有些蹊跷，一位希望像个女汉子的姑娘，居然会对入室抢劫者和性情狂躁者感到恐惧！但实际上这并不奇怪。正是她自觉柔弱的感受决定了其终极目标。她希望能处在一个可以主宰和君临一切的环境下，将其他一切可能统统排斥在外。入室抢劫者、性情狂躁者超出了她的能力控制范围，因此她希望将之彻底予以清除。她渴望找到一条捷径，让自己变得阳刚气十足，以便遭遇失败时能为自己开脱。这一广泛存在的对女性角色不满意的情绪，也就是我曾说过的"阳刚抗议"，其背后一定存在某种紧张情绪，那就是："我是一个男子汉，我要跟女性所处的不利条件坚决抗争。"

下面我们作一简要分析，看从她的梦里是否也能捕捉到类似情绪。她频频梦见自己被孤零零地扔在后面。她是个被宠坏的孩子，这个梦的意思是："一定得有人看着我，一个人实在不安全，很可能会遭其他人攻击或被降服。"她还常做另一个梦，梦

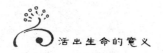

见自己丢了钱包,这相当于她在说:"当心!你有丢东西的危险!"她不希望丢失任何东西,尤其不愿丢失支配和控制他人的权利,不过,她选择了人生中丢失钱包这件局部小事来象征整体。我们还有另一种解释,可以说明梦境是如何通过刻意营造某种情绪而达到巩固其生活做派这一目的的。她并没有丢失钱包,但梦中丢失钱包的经历会唤起一种情绪,醒来后这种情绪会保留下来。

还有另一个梦略微长些,有助于我们将她的态度看得更加清晰。她说:"我来到一个泳池边,那里有很多人。有人注意到我踩在别人脑袋上面。我感觉,看见我时,有人惊声尖叫,眼看我就要掉下来,处境十分危险。"假如我是个雕塑家的话,她的这个样子,恰恰正是我希望刻画的,踩在别人头顶上,拿人当垫脚石。这是她的生活做派,也是她渴望唤起的情绪。然而,她认为自己所处的位置岌岌可危,同时也感觉到,别人对她的危险处境也看得很清楚。别人都应小心谨慎,好让她继续踩在别人头顶上。在水里游泳,她会感觉不安全。

这便是她生活的全部故事,其最终目标定格为:"虽然我是个女孩,但要像男人一样。"与大多数在家里排行老小的人一样,她雄心勃勃,但只是希望看似高人一等,而不懂得通过努力去做到更好。对挫败的恐惧如影随形,时刻追随着她。假如我们真心希望帮助到她,就必须首先找到一种方法,让她认同和接受自己的女性角色,打消恐惧心理,克服对异性的过高评价,让她觉得能够与周围同伴很好地相处,而且与大家完全平等。

一位女孩13岁那年弟弟因意外事故失去了生命,她能记起来的最早一件事是:"我弟弟还很小,刚刚开始学走路,他抓住一把椅子,扶着想要站起来,椅子倒了,压在他身上。"又是一起意外! 从中我们可以看出,世上的各种危险给她留下了极为深刻的印象。她介绍说:"我做得最多的一个梦很离奇。梦里我通常都是走在大街上,路上有个坑但我没看见。走着走着就掉了进去,坑里满是水。接触到水的那一刻,我总是猛地一跳,接着便醒过来,心蹦跳得厉害。"她感觉梦很离奇,但我们却并不这么认为。不过,假如她希望继续拿这个梦吓唬自己,就势必会觉得梦很神奇,难以参悟理解。这个梦意在告诫她:"务必小心谨慎! 周围危机四伏,而你却一无所知。"然而,它告诉我们的其实远不止这些。假如你站在平地上,便不会有摔落的危险。既然她总担心有掉下来的危险,那说明她一定想象自己高人一头。如上例所示,她在说:"我比别人都优秀,但我必须时刻小心谨慎,以免摔落下来。"

　　通过下面的另一个例子,我们将可以发现,最早的记忆和梦背后是否有同样的生活做派在起作用。一个女孩告诉我们:"我记得小时候特别喜欢看盖房子的过程。"由此可以推断,她非常善于合作。当然,我们不可能指望一个小丫头亲自参与盖房过程,但通过她身上流露出来的对这一过程的兴趣,足以表明她喜欢与人分享任务。"我还是个小不点,站在一扇高大的窗子前,至今窗玻璃的样子还清晰地印在我的脑海里,仿佛就发生在昨天。"如果她意识到了窗户很高,那么意念中一定存在高和矮两者之间的反差。她的意思是在说:"窗户那么大,我这么小。"如果有人告诉我,她身材的确偏于矮小,我应该不会感觉意外,正是这一点,让她对尺寸对比产生了兴趣。至于她对这事都记得如此历历在目,似乎多少有点吹嘘的意味。接下来我们再来

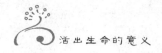

听听她做过的梦："我跟其他几个人坐在车里。"如我们前面推断，她善于合作，喜欢与人共处。"我们一路开下去，一直来到一片树林前。人人都下了车，跑进树林。多数人都比我高大。"她再次提到尺寸差别。"不过，我总算及时追上他们，走进了电梯。随后电梯往下走，来到大约十英尺深处的一个矿坑。我们心里想，要是走出去，肯定会被那里的气体毒死。"这里她提到了危险。多数人都有自己害怕的某种危险，人类其实并不勇敢。"我们走了出去，结果安然无恙。"从这里可以看到一种积极乐观的态度。一个人如果乐于合作，那便一定会表现得勇气十足、乐观旷达。"我们在那里待了片刻，然后升井，快步跑回车内。"至此，我已经可以十分肯定地判断，这个女孩素来乐于合作，不过，在她的印象里一定同时有些许遗憾，那便是感觉自己个头不够高大。尽管我们从中也能感觉到一定程度的紧张，好比她总是踮着脚尖走路，但由于她喜欢与人相处，对大家的共同成就感兴趣，因此这种紧张感完全可以被抵消。

第六章

并不总是风平浪静的港湾
——家庭环境的影响

　　既然婚姻是种伙伴关系，那么任何一方就都不应凌驾于另一方之上。在这一点上，我们通常所给予的考虑远远不够。

　　一种家庭合作同样十分重要，即孩子们相互之间的合作。除非孩子们之间感觉平等，否则人类将永远不可能做好准备，以培养起社会情感来。很多人会问："为什么出生于同一个家庭的孩子会有如此重大的差别？"某些科学家试图将之归因于遗传基因不同，但我们早已发现这一说法纯属迷信。

从出生那一刻起,婴儿就会开始尝试与妈妈建立纽带。这是他行为的根本目的。接下来好几个月内,妈妈在他的生活中将充当压倒一切的重要角色,他几乎完完全全依赖于她。与人合作的能力最早便形成于这一阶段。妈妈为初生婴儿与他人接触交往提供了对象,让婴儿首次对自己之外的其他人产生兴趣。她是婴儿与社交生活的桥梁。婴儿假如不能与妈妈或代替妈妈角色的其他人建立任何形式的联系,那么毫无疑问他将注定早夭。

　　母子之间的这一联系极其亲密且影响深远,以致到了日后,我们根本无法将性格中的任何一个特点归因于遗传的影响。即便有遗传下来的某些倾向,也都可能已经被来自妈妈的影响修改、训练、调教和重塑。妈妈的技能,或者说妈妈不具备的技能,对孩子的整体发展潜力都具有深远影响。我们所说的做妈妈的技能,指的不外乎她与自己的孩子合作、并赢得孩子合作意愿的能力。培养和教育这一能力无任何成规可循,新的情况每天都在发生,有千千万万个不同细节需要她自己观察理解,以满足孩子的需求。只有当妈妈真心在意,并为赢得孩子好感、确保孩子利益而心甘情愿倾注心血之时,才有望熟练掌握这一技能。

从妈妈的每一个行为动作中,我们都可以看出她的态度。抱起孩子、陪孩子说话,给他洗澡、喂食,上述每一个动作,都是她与孩子建立联系纽带的机会。假如她在这些方面没有得到过良好训练,或者对孩子漠不关心,那么就一定会表现得拙手笨脚,婴儿也一定会表现出抗拒情绪。假如她从来不曾学过如何妥当地给孩子洗澡,孩子就一定会以为洗澡是种痛苦的经历。因此他不仅不会主动与妈妈建立联系纽带,还会尽力躲开她。从如何哄孩子睡觉,到所做出的每一个动作、发出的每一种声音,妈妈都必须小心谨慎、娴熟得体。她必须清楚地知道,对孩子什么时候该密切关注,什么时候该放手。她必须对孩子周围的环境密切留意:空气是否清新、室温是否合适、营养是否合理、睡眠是否充足、生理习惯是否良好,卫生条件是否洁净。所有上述情况下,妈妈其实都是在给孩子提供机会,其结果将决定孩子是喜欢她还是嫌恶她,是愿意合作还是排斥合作。

当好妈妈的技巧并不高深莫测,一切技巧都是长期兴趣和训练的产物。当一位好妈妈的准备工作其实从人生很早阶段便已经起步。从小女孩对比自己更小的孩子的态度,从她对婴儿以及自己的未来任务所表现出来的兴趣上,都可以看出这一准备工作的第一步。将男孩、女孩以同等方式教育,就好比他们将来面临的使命完全相同一样,是一种不可取的做法。如果我们希望培养出技艺娴熟的妈妈,那么就一定要教会女孩做好妈妈必备的技能,要让她们喜欢上当妈妈这一前景,将之视为一种创

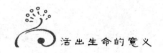

造性活动,以便日后生活中面临这一使命时不会对自己的角色定位感到失望。

　　不幸的是,在我们的文化里,当好妈妈往往仅仅被看作女性生活中微不足道的一小部分。假如我们重男轻女,假如我们总是认定男孩的角色更优越,那么女孩不喜欢自己将来的使命便理所当然。没有任何一个人愿意屈居于次要位置。这样的女孩婚后面临生儿育女的前景时,一定会以这种或那种方式表现出抗拒心理。她们不情愿,也没有做好生育的准备;她们不会对此心怀期待,不会认为这是项有意思、有创造性的活动。这很可能是我们这个社会最大的问题,然而我们似乎并未做出多少努力来应对这一问题。女性对妈妈这一角色的态度与全人类社会的关联密不可分。几乎在世界上任何一个地方,女性在生活中的地位和价值都没有得到足够重视,都往往被视作次要和从属。即使在童年阶段,我们也经常看见小男孩把做家务看成是仆人们的事情,就仿佛抬抬手帮忙做些家务就是对他们人格尊严的极大冒犯。大多情况下,人们不是将做家务和持家看作女性做出的贡献,而是把它当成一种强加于她们的苦役。假如某位女性能真心将持家视作一门艺术,并对它充满兴趣,通过它达到减轻同胞负荷、丰富他们生活等目的,那么她就一定会将持家当成一种不亚于世上其他任何工作的神圣使命。相反,若将持家看作一种太过卑贱、根本不值男人费心的琐事,那么,当发现女性开始抵制、抗拒自己的任务,并奋起证明女性与男性完全平等且理应享有同等权利和机会来发展自己的潜力(尽管这一点从一开始就已不言而喻)时,我们还有必要惊讶吗?诚然,潜能只有通过社会情感才能得以发展,同时社会情感也有助于引导潜能沿正确方向发展，不受外界强加的任何附加条件制约。

如果女性的地位得不到足够重视，就不会有和谐的婚姻生活。任何一位女性，如果她打心里认定关心呵护孩子的工作很低贱，就不可能心甘情愿去主动接受训练、掌握技巧，去学会关爱、学会理解、学会同情。而若要想让孩子不输在起跑线上，从人生一开始就占据有利条件，所有上述因素缺一不可。一位女性如果对自己所担当的角色心有不满，就一定会另选追求目标，从而阻碍她与孩子建立亲密无间的联系。她的目标与孩子的目标并不一致。她往往可能醉心于证明自身优越，由此孩子于她而言只能是负担、是拖累。如果我们寻根探源，分析一下人生失败的案例，几乎总会发现妈妈未能履行好自己职责的情形：她没能为孩子提供一个良好的起跑环境。假如妈妈们失职，假如她们对自己的使命不满意、对孩子缺乏兴趣，那么我们全人类都将面临危险。

然而，我们没理由将失败归咎于妈妈，这里不涉及谁对谁错的问题。也许妈妈自身就没有接受过良好的合作训练；也许她的婚姻生活压抑、没有幸福感可言，也许她对自己的处境忧心忡忡、无所适从，甚至感觉无助、绝望。太多不利因素都可能扰乱健康美满的家庭生活。如果妈妈体弱多病，她或许希望与孩子合作，却无奈心有余而力不足；如果她身在职场，下班回家时很可能早已身疲力竭；如果家庭经济条件拮据，那么衣、食，甚至室内温度都可能不利于孩子健康成长。此外，决定孩子行为的不是其经历和体验本身，而是他从自身经验中总结得出的结论。分析问题儿童过往经历时，我们可能会发现他在母子关系方面存在障碍，不过从其他孩子身上我们也会发现类似障碍，但后者

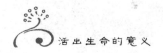

应对的方式却相对更好。这里我们又回到了个体心理学的最根本观点：性格特征的形成和发展没有绝对的原因，但孩子可以利用其经历和体验服务于自己的目标，从而将之视作原因。举例而言，我们不能断言一个教养不好的孩子就肯定会成为罪犯，我们必须留意他从中得出了什么样的结论。

不难理解，假如一位女士对自己的女性身份不满意，那么势必将遭遇困难、面临压力。我们都知道做好妈妈的意愿力量是何等强大。研究表明，妈妈保护孩子的本能倾向，远比其他一切倾向更为强大。所有动物，比如老鼠、猿，等等，母性的驱动作用大大超过性欲、饥饿等驱动力的作用。因此，如果面临抉择，必须在这种或那种驱动因素中选择其一，那么胜出的一定是母性驱动。这一努力过程的基础不是性欲，而是合作的目标。妈妈往往将孩子视作自身的一部分，通过子女，她得以与整个人生建立关联，仿佛自己就是生与死的主宰。从每一位母亲身上，我们或多或少都能发现一种感觉，即：自己通过子女这一媒介成功地完成了创造新生的使命。我们甚至可以说，俨如上帝创世，她创造了生命，将一个活生生的生命带到了世界。努力做好妈妈的过程，本质上也是人类追求卓越的一个方面，即达到堪与神相比拟的目标。这也为我们提供了一个再清晰不过的例子，表明了我们可以如何发挥这一目标的作用，用它来提高全人类的福祉、关心在意他人、培养诚挚的社会情感。

当然，妈妈也可能过于夸大孩子是自身的一部分这种情感，进而迫使后者服务于她本人所追求的优越目标。她或许试图让孩子完全依赖于自己，完全控制后者的生活，让他始终跟自己捆绑在一起。在这里我想引用一个年已七旬的农妇作为例子。她的儿子 50 岁时仍和她生活在一起,两人同时感染了肺炎。母亲幸存了下来,儿子病死在医院里。得知儿子病逝的消息时,老太太的回答是:"我就知道,我没本事把这孩子平平安安给养大。"她感觉有责任对孩子的一辈子都负责,从未想过要让他成为我们社会生活中的平等一员。要是一位妈妈未能将她与孩子之间建立的联系纽带加以扩展延伸,未能引导他与周围环境中的其他人平等合作,我们也就不难发现,这其中错在哪里。

母子关系问题绝不简单,而且她与孩子之间的纽带也不应过分强调。这既是为了孩子好,同时也是为了妈妈自身好。假如过度强调某一方面的问题,很可能其他问题就会受到不利影响;更有甚者,就算刻意强调,恐怕也未必能解决得好,反倒不如看得淡点来得更为有效。跟妈妈打交道的不只包括孩子,还包括她丈夫以及身边整个社会。这三方面的关系都必须予以同等关注,都必须冷静、理性地对待。假如妈妈只关心与孩子的关系,则难免对孩子娇惯、溺爱,使得后者很难培养起独立性及合作能力。成功建立了与孩子的关联纽带之后,妈妈的下一项任务便是将孩子的关注兴趣扩展到爸爸身上,而经验证明,假如妈妈本人对爸爸就不怎么在意,这一任务便基本不可能完成。同时,她还必须将孩子的兴趣引导至身边的社会生活,引导至家里其他的朋友、亲戚,以及人类社会其他同胞。因此,妈妈的任务包括两个层面,其一,为孩子提供人生中第一位值得信赖的对象,从而让他获得与人类同胞交往的体验;其二,她必须做好准备,将这种信任和友谊的范围不断扩展,进而纳入到整个人类社会中去。

假如妈妈仅仅耽虑于吸引孩子对自己的兴趣,那么,日后如

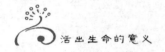

果再想培养他对周围其他人的兴趣,势必导致孩子反感。孩子将永远寄希望于妈妈,希望从妈妈那里获得一切支持;对于每一个有可能分散妈妈注意力的竞争对手,他都会心怀敌意。妈妈对丈夫、对家里其他孩子表露出来的任何一点兴趣和关心,在他看来都是对自己权利的剥夺。他会形成一种观点:"妈妈只属于我一个人,不属于其他任何人。"现代心理学家们在很大程度上对这一情形存在误解。比如,弗洛伊德学派俄狄浦斯情结理论认为孩子往往有一种心理倾向:会爱上妈妈,希望跟她结婚;会嫉恨爸爸,内心渴望杀死他。假如我们真正了解孩子的成长发育过程,类似错误就断然不会发生。只有在一个孩子渴望独自垄断和占有妈妈全部的关爱、对其他任何人都统统排斥的情况下,俄狄浦斯情结才有可能出现。这种欲望与性无关,而是基于支配、完全控制妈妈并使她成为自己的奴仆这一目的。只有那些自幼深得妈妈娇宠溺爱、从来不曾将世上其他人视作同胞的孩子,才会表现出这一情结。下面的情况虽不常见,但也确实存在。一些自幼就始终仅仅围着妈妈转的孩子,在尝试应对恋爱、婚姻问题时,仍将妈妈视作一切的中心。不过,这一态度所意味的,不过是除了妈妈之外,他再也想不到其他合作者。没有其他任何一位女性能够如妈妈那般顺从、那般值得信赖。因此,俄狄浦斯情结终归只是一种人为形成的产物,其根源是培养方式不当。我们完全没有理由妄加推断,将它归结为人类与生俱来的淫邪本能,更没理由想当然地以为这一违背纲常的行为从本源上来讲与性爱有什么瓜葛。

自幼被妈妈牢牢拴在身边的孩子,一旦来到一个不再有妈妈呵护关爱的环境里,麻烦肯定会接踵而至。比方说,上学以后，或者在公园里跟其他孩子玩时，他的目标始终都是依附于妈妈。每当跟她分开，他就会心生怨恨。他希望什么事都拖上妈妈，占据她全部的思绪，拥有她全身心的关爱。可供他采用的手段多种多样。他也许会让自己表现得像个乖儿子，做出一副弱不禁风、楚楚可怜的样子，时刻都渴望得到同情；他也许总是哭哭啼啼，稍有不适便会病倒，以证明自己是多么需要他人的照顾。另一方面，他也许表现得喜怒无常、脾气暴躁，也许桀骜不驯、刻意作对，以便引起妈妈的注意。从问题儿童身上，我们可以发现，那些被宠坏的孩子们尽管表现形式千差万别，但本质都是在用尽各种办法吸引妈妈的关注，抗拒来自周围环境的一切要求。

孩子很快就会变得经验老到，知道怎样做能最有效地赢得关注。娇生惯养的孩子通常害怕孤身一人，尤其害怕在黑暗中独处。其实真正让他们恐惧的不是黑暗，他们只是想利用这种恐惧心理，达到把妈妈带到身边的目的。有一位娇生惯养的孩子，每到晚上便总是哭闹。有天晚上，妈妈听见他哭，便走进他房间，问："你为什么害怕？""因为天太黑。"他回答。但妈妈这时已经看穿了他这么做的目的，于是接着问："我来了天就不黑了吗？"黑暗本身并不重要，他之所以害怕黑暗，只不过意味着他不愿意跟妈妈分开。如果把这种孩子跟妈妈隔开，他就会动用自己整个的情绪、全部的精力，乃至全部心思，来创造一种环境，好让妈妈不得已走过来，再次恢复与她之间的联系纽带。他将哭闹、大喊大叫、睡不着觉，或以其他各种方式讨人嫌弃，以便把妈妈唤到身边。其中备受教育家、心理学家关注的一种方式便是恐惧。在个体心理学体系里，我们所在意的不再是寻找恐惧

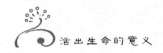

的根由，而是甄别恐惧背后的动机。每一个娇生惯养的孩子都受到恐惧的困扰：正是利用这种恐惧心理，他们才成功吸引了别人的关注；他们将这一情感融入到了自己的生活做派之中，以此确保达到自己的目的，即恢复与妈妈的联系纽带。一个小孩如果表现得胆小怯懦，很可能是因为他以前曾饱受溺爱，并渴望继续受到溺爱。

有时，这类娇生惯养的孩子会做噩梦，睡梦中会惊声尖叫。这种症状大家都非常熟悉，但如果我们将睡眠、清醒视作彼此对立的两种状态，就不可能正确理解这一现象。这一看法大错特错，因为睡眠和清醒并非截然对立，而是两个渐变的参数。在梦境中，孩子的行为方式与白日其实大体相似。将情境朝有利于自己的方向改变，这一目标对整个肉身和意念都可能产生影响。经过一段时间的尝试和实践之后，他会找到一种能够帮助自己实现目标的最佳方式。即便在入睡状态下，与目标相适宜的想法、画面以及记忆都仍会呈现在其意念中。几经尝试之后，娇生惯养的孩子便会发现，假如想要恢复和妈妈之间的联系纽带，让自己感觉恐惧十分有效。甚至进入成年以后，娇生惯养的孩子在梦里仍会紧张焦虑。通过做噩梦赢得他人关注成了一种屡试不爽的手段，已固化为其行为习性中的机械反应。

焦虑心理在这方面的作用也显而易见，假如我们听说有哪位自幼娇生惯养的孩子夜间从来不给大人找麻烦，一定会大感意外。这些孩子用来吸引他人关注的各类把戏资源丰富、储备充足：有的孩子会抱怨床单不舒服，或者感觉口渴、要喝水；有的孩子会担心夜里有强盗闯进门来，或者害怕野兽；有的孩子说要是父母不坐在床边就睡不着；有的会做梦；还有的会从床上掉下来，或者会尿床。我治疗过的孩子中曾有这么一位，她娇生惯养，但夜里却从来不会给父母招惹麻烦。据她妈妈介绍，这女孩夜里睡得特别踏实，不做梦，也不半夜突然惊醒，似乎任何毛病都没有。只有到了白天，她才会不断惹麻烦。这点实在令人费解！我尝试分析了这个女孩用来吸引妈妈注意、把她拉到自己身边的各种可能表现，但在她身上都没有发现。直到最后，我才恍然大悟，于是问她妈妈："她睡什么地方？""跟我睡一张床。"她回答。

生病也是娇生惯养的孩子惯常使用的逃避手段，因为生病时会得到父母比平常更多的娇宠。这种情况的发展历程通常如下：某次孩子生了一场病，之后不久，身上便出现了问题儿童的种种征兆；乍一看，导致问题的根源似乎在于这场疾病。但事实情况是，身体康复后，他回想起来生病期间家人对自己何等呵护有加、无微不至。可惜如今身体已康复，妈妈也便不再如当初生病期间那样娇宠纵容自己，于是，他开始不断找茬制造麻烦以报复父母。还有另外一种情况，某个孩子可能无意间发现，另一个孩子因生病而成了众人关心的焦点，便希望自己也得场病，有时甚至还会故意去亲吻那个生病的孩子，好让自己也感染上他的病。

有个女孩在医院住了四年，其间深得医生和众护士的关爱。出院回家后，一开始父母也很宠爱她，但几周以后，父母的关心渐渐变淡。一旦得不到自己想要的东西，她就会把手指往嘴里一塞，说："我可是住过院的。"她的意思是要提醒别人，我是生过病的人，你们得继续像生病期间那样好好待我。类似的表现我们在某些成年人身上也能看到，他们总喜欢提自己得过什么

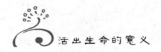

病、做过什么手术。不过另一方面，偶尔也会出现下面的情形，原本总是让父母头痛的孩子，一场大病康复之后，开始变得乖巧，不再给父母招惹任何麻烦。前文我们已经知道，器官性缺陷对孩子而言是种额外负担，但我们也发现，这些缺陷本身并不足以解释某些恶劣的脾气秉性。因此我们完全有理由相信，这一变化跟器官性缺憾得以解决并无多大关系。有一个男孩在家中排行老二，总是惹是生非，撒谎、偷窃、逃学、冷酷而且桀骜叛逆。学校老师拿他实在没办法，强烈建议将他送进少管所。偏巧就在这时候，这个孩子染上了一场病。他髋关节处打了石膏，卧床长达半年。康复之后，他成了全家最乖、最优秀的孩子。我们无法相信，疾病居然会对他产生如此巨大的影响；不过事情很快就弄清楚了，之所以改变，是因为他意识到了自己先前的错误。他一直以为爸妈偏爱哥哥，感觉自己总是受冷落。但生病期间，却发现人人都把自己当作焦点，予以很多关爱和照顾。他很聪明，很快就摒弃了原先感觉自己不招家人疼爱的那个念头。

　　如果有人认为，针对妈妈们经常犯的错误，最好的补救办法就是把所有孩子都从母亲呵护的羽翼下解脱出来，集中起来交由护士或托管机构统一管理，那将是一种十分荒唐的想法。如果我们想要找一个人来代替妈妈，那么，所找的这个人必须能够充分胜任妈妈的角色——切实关心和在意孩子，能够唤起孩子对她的兴趣，就好比孩子的亲生妈妈一样。如此培养孩子这方面的能力显然更为容易。孤儿院长大的孩子往往缺乏对他人的关心和兴趣，因为那里缺少一个可以起到孩子与周围同伴间桥梁纽带作用的人。有人曾以托管机构里发展情况不太理想的孩子为试验对象，安排某位护士或修女单独照顾受试孩子，或者将受试孩子寄养在某个家里，由寄养家庭的妈妈同时照顾这位孩子和她自己的孩子。试验结果均显示，只要养母选择恰当，孩子的情况全都出现了显著改善。抚养这类孩子，最理想的办法就是为他寻找一位代理妈妈、代理爸爸，安排他们过正常的家庭生活。假如不得已需要将孩子从亲生父母身边带走，那么我们首先必须四下寻找，找一个能够充分履行父母职责的人来接手。妈妈的关爱和兴趣究竟何等重要，这点可以通过一个事实反映出来：孤儿、私生子以及弃儿，以及来自婚姻破裂家庭的孩子，遭遇人生失败的概率往往偏高。众所周知，当好继母这一角色相当不容易，孩子总是会跟她对着干。这一问题并非不可解决，我就见过不少非常成功的例子。然而遗憾的是，继母们往往并不了解情况。情况很可能是，失去妈妈后孩子通常会将兴趣转向爸爸，并常常得到爸爸的娇惯。如今突然冒出一个继母，他们很可能感觉爸爸的关爱被抢了去，因此才会将矛头指向继母。另一方面，继母觉得自己必须反击，于是越发加剧了孩子的不满：他感觉她在挑衅自己，因此抵触情绪更加强烈。与孩子的战斗注定只能是失败的战斗：靠争斗永远不可能征服他，也不能赢得他的合作。这类争斗中，胜出的无疑总是弱小一方：你要他做的，他坚决不做；有些事，永远不可能靠这一方法取胜。假如我们都能意识到，关爱和合作永远不可能靠武力获得，那么这个世界将会免去多少紧张和对立，免去多少徒劳无益的争斗？

爸爸在家中的作用与妈妈同样重要。一开始，爸爸与孩子的关系相对没那么密切，其影响到后期才真正开始显现。我们前文已提到过，如果妈妈不能将孩子的关注兴趣扩展到爸爸身上，后果堪忧，即孩子在社会情感发育方面将受阻。假如婚姻不

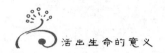

幸福,局面对孩子而言将充满危险。妈妈可能感觉自己没有能力将爸爸包括在家庭生活的范围之中,希望将孩子完全据为己有。或许,父母双方都想把孩子当成彼此斗争中的筹码,都希望将孩子拉到自己一边,让孩子更爱自己。孩子非常机灵,一旦发现父母不和,往往就会利用这点两边讨巧。父母间的竞争随之出现,双方都希望胜过对方,更好地控制孩子,更多地宠爱孩子。生活在如此环境下,培养孩子的合作意识几乎毫无可能。孩子经验中对其他人彼此合作的最早认识,无疑应来自父母间的合作;假如父母间的合作很糟糕,那就很难指望教育孩子养成良好的合作意识。更何况,正是通过父母的婚姻,孩子们才形成了关于婚姻、关于两性结合等方面的最初概念。除非日后有合适的机会让第一印象得以修正,否则,出身于不幸婚姻家庭的孩子长大后将对婚姻保持一种消极态度。即使到了成年,也仍可能认为婚姻注定不会有什么好结局。他们将竭力远离异性,或者认定跟异性的接触注定失败。因此,假如父母的婚姻不能成为社会生活中良好合作的一个典范,不能成为社交生活的产物,不能作为对社交生活的必要准备步骤,那么将严重制约孩子的健康成长。婚姻的意义在于,为了彼此的福祉,为了孩子的福祉,也为了整个社会的利益,两个人相互合作,结成伴侣。在上述任何一方面的失败,都与生活的根本要求不相协调。

既然婚姻是种伙伴关系,那么任何一方就都不应凌驾于另一方之上。在这一点上,我们通常所给予的考虑远远不够。家庭生活整个运行过程中都不需要动用权威。假如其中某一方的地位明显高高在上,或者被认为高高在上,那将是一件非常不幸的事。假如爸爸脾气暴躁,总是希望主宰其他家庭成员,将会给家中的男孩留下一个错误印象，致使后者曲解家庭和社会对男人的期待。与此同时，女孩受到的不利影响将更严重，日后生活中，她们将把男人当作暴君，将婚姻当成一种臣服、当成一种奴隶制度。有时为免受异性伤害，她们甚至可能养成性变态的习惯。假如妈妈处于强势，总是对家里其他人唠唠叨叨，情况则刚好相反。家中的女孩可能会仿而效之，也变得吹毛求疵、尖酸刻薄；而男孩则永远处于防守地位，担心受到批评，时刻戒备着一切意在让自己屈服的企图。有时，处于独裁地位的不仅仅是妈妈，姐姐妹妹、婶婶阿姨也可能一哄而上，将男孩压制在劣势地位，于是男孩变得保守内敛，从不主动站出来参与社交生活。他担心所有女人都同样唠唠叨叨、同样吹毛求疵，于是开始有意全然避开一切异性。没有人喜欢挨批，但若某人将避免批评当成自己人生的首要目标，那么，他与整个社会的关系都将遭受不利影响。面对每一起事件，他都会统统按照自己已有的统觉系统予以评价："我是征服者，还是被征服者？"假如一个人将与他人的关系仅仅视作一种非输即赢的较量，那么就不可能与人建立起任何同道之人般的情谊来。

父亲的使命可以用几句话简单概括：他必须证明，无论对于妻子、儿女，还是对于整个社会，自己都是个值得信赖的好伙伴；他必须能够妥善地应对人生中的三大问题，即职业、友谊以及婚恋；在保护和照顾家人方面，他必须能够与妻子平等相待、良好合作；在组建家庭生活方面，他必须谨记，女性的作用不可忽视。他本人的角色不在于将妻子拉下皇位，而在于与她展开充分合作。尤其在经济收入方面，我们必须强调一点，即使他是家庭的主要经济支柱，婚姻也仍然是夫妇双方共同的事情，绝不

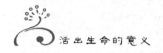

可以给人"自己才是施与者、其他人都是受惠方"的印象。在良好的婚姻关系中，丈夫之所以成为家庭的主要经济支柱，纯粹只是家庭劳动分工不同所致的结果。很多父亲往往拿自己的经济地位作为统治全家的筹码。在一个家庭里，没有任何人有理由占据统治地位，应尽一切力量避免任何可能导致不平等感觉的情形。每一位父亲心里都必须明白，由于我们的文化过于强调男人的优势地位，因此结婚之后，妻子在一定程度上很可能担心自己沦入受人支使的次要地位。他必须清楚，不能仅仅因为妻子是个女人，对家庭贡献的方式与自己不同，就意味着妻子比自己低一等。无论妻子对家庭是否有经济方面的贡献，只要将家庭生活视作一场真正的合作，那么，钱是谁挣的？该归谁所有？所有这些问题也便统统无从谈起。

父亲对子女的影响至关重要，甚至很多孩子终生都会将父亲要么视作偶像，要么视作最大的敌人。惩罚，尤其是体罚，对孩子永远都是种伤害。一切教导，假如不能以友好的方式给予，便都是错误的教导。不幸的是，在太多情况下，爸爸们通常都被赋予了惩罚孩子的责任。之所以说不幸，理由有多方面。首先，它暴露了妈妈们自己心中坚信不疑的一个观点，那就是妇女其实不具备教育子女的能力，她们是一种弱小的生灵，需要一双强势有力的手来予以帮助。如果一位妈妈跟孩子说："你等着爸爸回来收拾你！"那无疑等于做好铺垫，将男人当成生活中的终极权威，是权力的真正所在。其次，这么做可能破坏孩子们与爸爸的关系，让孩子们对他心怀恐惧，而不将他当作一个好朋友。或许，有的女性担心，如果自己惩罚孩子就会失去孩子的爱；但解决问题的办法不能是将惩罚孩子的责任全然交给爸爸。孩子们对妈妈的责怨并不会因此减少，因为正是她找了人来帮助自己执行惩罚。时至今日，仍有很多女性选择"告诉你爸爸"作为胁迫孩子服从命令的办法。可是试想，孩子们将会得出何种结论？将如何理解男人在生活中的作用？

假如父亲能以切实有效的方式面对人生三大问题，那么便能成为家庭中一个不可分割的有机组成部分：尽心尽责的丈夫、体恤可敬的父亲。他必须能够从容自若地与人相处，擅于结交朋友。通过结交朋友这一过程，他其实已经在努力将自己的家庭融入周围社会，因此不会感觉孤立于外，也不会被传统观念所束缚。来自家庭之外的影响潜移默化渗入家中，爸爸引导着孩子们培养社会情感及合作意识。不过，如果夫妻双方有着完全不同的朋友圈，那么也很有可能构成一些实实在在的危险。夫妇双方应尽可能生活在同类社会群体中，以免因各自不同的朋友圈而形成隔阂。当然，我的意思并不是说要他们时刻都粘在一起，任何情况下都不单独出门，但双方同处时不应有任何交流障碍。比如，在下面的情况下障碍就很可能出现：丈夫不愿将妻子介绍进入自己的朋友圈子。倘若如此，他的社交生活中心将会在家庭之外。孩子成长发育过程中有一点意义非常重大，那就是必须让他们意识到，家庭只是宏观社会中的一个单元，家庭之外同样存在很多值得信赖的同伴和其他同胞。

如果爸爸与自己的父母、兄弟姐妹关系融洽，那他本身便是拥有合作能力的好榜样。当然，他必须走出家门，开始自己的独立生活，但这并不意味着他就得舍弃自己的至近亲人，切断与他们之间的一切联系。有些时候，两位仍未摆脱对父母依赖的新人步入婚姻殿堂后，可能会夸大与各自原生家庭的联系纽带。

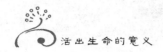

在这种情况下,说到"家",他们所指的是各自父母的家。假如他们心中仍有这样的念头,认为父母依然是家庭的中心,估计就很难真正建立起属于自己的家庭生活。这里涉及一个事关所有当事各方合作能力的问题。有时,可能是男方的父母心怀嫉妒,对儿子生活中的一切事都过问,使得小两口的新婚过得很不容易。妻子会感觉自己没得到应得的赏识,对于公公婆婆的插手非常生气。如果男方原本就是违背父母的意愿跟女方结婚的,那么就非常可能出现这种情况。这里我们姑且不论父母是对是错。在儿子结婚之前,假如他们对儿子的选择不满,完全可以表示反对;但一旦儿子已经走进婚姻,那么摆在他们面前的路其实只有一条,那就是尽一切可能确保这桩婚姻成功。如果说家庭分歧不可避免,丈夫应理解其中的难处,但不必过于为之担忧。他应将父母的反对看成是他们自己的错误,并尽最大努力来证明自己才是对的一方。夫妻双方没必要屈从于父母的意愿;不过,如果双方都能本着合作的态度,妻子能够认识到公婆也是为了小两口的利益和福祉,而不是为了他们自己,那么事情处理起来显然要相对容易些。

毫无疑问,作为一个父亲,通常人们对他最大的指望就是他能够妥善地解决好职业这个大问题。他必须受过必要的培训,能够担当起一份工作,能够养活自己以及家人。在这一方面,妻子可以帮他,另外孩子长大成人后也可以成为有力的帮手。不过,在当今文化背景下,家庭的主要经济责任通常还是落在男人肩上。要想解决这一问题,也就意味着他必须工作,必须有足够勇气,对所从事的行业有足够了解,并清楚地知道自己的优势和不足,必须能够与同行良好合作并赢得后者的认同和好感,如此等等。通过他本人的态度，父亲其实等于在言传身教，教导孩子们做好准备，以便日后正确面对职业问题。因此，他必须能够准确判断成功解决问题的必要条件，找到一份有助于促进全人类福祉的工作。不过，他自己是否认为这份工作有价值反倒居其次，重要的是工作本身必须有益。我们不必要关心他本人口头上怎么说。假如他自认是个以自我为中心的人，那固然遗憾；但若与此同时他所从事的工作的确有助于促进我们人类共同的福祉，那么，有点自以为是似乎也无伤大雅。

接下来我们将面临的，是如何解决好"爱"这一人生大问题，也就是如何解决好婚恋问题，构建一份幸福、有益的家庭生活。在这一点上，对丈夫首要的要求就是他必须诚心在意自己的伴侣；一个人是否真心关心和在意他人，其实很容易一目了然。假如他真心在意，就会主动培养与对方相同的兴趣和爱好，并自发地将对方的利益当作自己的利益。能够证明一个人兴趣的不仅仅是恩爱。恩爱的种类过于庞杂多样，我们无法将它视作有说服力的证据，妄断一切皆好。他必须同时做妻子的好伙伴，尽最大努力让她生活得更如意、更丰富，必须乐于愉悦妻子。只有双方都更重视共同利益，真正的合作关系才有望形成。双方都必须做到：在意对方胜过在意自己本人。

丈夫不该当孩子的面过于公开地向妻子秀恩爱。诚然，夫妻间的关爱与他们对孩子的关爱没有可比性，两者截然不同，不可能此消彼长。但是有些时候，如果父母秀恩爱表现得过于直白，孩子很可能会感觉自己的地位遭到削弱，于是心生醋意，开始制造各种不和谐。关于性问题也不可等闲视之。同样，在爸爸给儿子、妈妈给女儿解释性问题时，也必须谨慎，切忌主

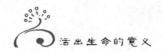

动提供过多信息；相反，孩子想知道多少，就只跟他讲多少，所讲的内容也应仅限于孩子当前发育阶段可理解的范围。我相信，当今时代存在这样一种倾向，灌输给孩子的东西远超过他们所能正确理解的程度，唤起的兴趣和情感远超出他们已准备好接受的程度。就这样，性问题被最高程度地淡化，人们对它轻描淡写，仿佛这只不过是不值一提的小事。相比传统上遮遮掩掩、对孩子隐瞒一切涉及性的话题的做法而言，这种做法并不明智多少。最好的做法是，了解孩子想要知道哪些信息，直接回答孩子本人正在考虑的问题；而不是按照我们自己的标准，将我们自以为人人都应了解的东西强加给孩子。我们必须维持孩子的信任，让孩子感觉我们是在与他合作，并且是在诚心帮助他探寻所面临问题的解决办法。只要我们能够做到这点，就肯定不会错得太过离谱。顺便提一句，有些家长担心孩子会从同龄同伴那里听到一些有害的性知识，但这种担心其实毫无道理。孩子如果在合作意识和自律性方面受到过良好培养，就绝不会被小伙伴们的话误导；实际上，孩子们在这一方面往往比长辈们更谨慎、更敏感。除非他心里已经做好了接受错误观点的准备，否则，所谓"道听途说""坏人引诱"等根本不可能对孩子构成什么伤害。

当今社会，男人们被赋予了更丰富的机会来感受和体验社交生活，了解社会体制及其优势和不足，了解本国及国际社会的各种道德伦理关系。他们的活动范围依然远远超过女性，这一现状令人非常遗憾。正因如此，在应对这些问题时，担当妻子和孩子的顾问这一任务就自然而然落在男人肩头。但他绝不可以因为经验相对丰富就自吹自擂，以此作为炫耀的资本。他的身份不是家庭导师。相反,与诤友间相互谏言类似,他的角色在于为妻子、儿女提供建议,同时要避免一切心理抵触;假如对方同意自己的观点,他应感到欣慰。但若妻子在合作方面没受过良好培养,对自己所提的建议心有抵触,丈夫则不应固执己见,也切忌滥用权威,相反,丈夫应想方设法缓减妻子的抵触情绪。如果希望靠争斗解决问题,他将永远不可能成功。

　　切忌过于强调金钱的作用,也切勿让它成为争吵的话题。没有经济收入的女性往往远比丈夫想象的更加敏感,如果指责她们铺张浪费,很可能给她们带来极深的伤害。夫妻双方应在家庭经济条件许可的范围内,本着相互合作的精神来妥善解决财务问题。妻子和孩子没有任何理由运用自己的影响力迫使丈夫承担超过其承受能力的支出;从一开始,家人就需要在支出方面达成共识,使每个人都不会觉得自己是拖累,或者抱怨受到了不公正的待遇。父亲不应以为仅仅依靠金钱就可以确保孩子的未来。我曾读过一位美国人写的一篇小文章,很有意思。文章讲,一位出身贫寒、白手起家的富翁,渴望能确保自己几代后人都免受贫困和拮据之苦。他找到一位律师,讨教怎样才能做到这点。律师问,保证几代人不受苦才可以让他满意,富翁回答说,估计他可以争取做到第十代后人。律师回答道:"是的,您的确可以做到。不过不知您是否意识到,等到第十代时,每一位后人的身上都将流淌着超过五百位祖先的血脉,其中任何一位祖先的血缘比例都不会低于您? 也就是说,另外还有五百个家庭也有权声称这位后人是他们的后代。您还能说他是您的后代吗?"从这个小故事中,我们可以得出又一个有力的例证,以说明如下事实:无论我们为自己的后代做什么,其实同时也都是在

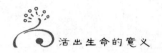

为全人类社会奉献。与人类其他同胞间的这一纽带,任何人都无法逃脱。

假如一个家庭中没有任何一个人拥有绝对权威,那么,真正意义上的合作就一定会存在。爸爸和妈妈必须携手合作,在事关孩子教育的每一件事上都达成默契。无论爸爸还是妈妈,至关重要的一点是要对所有孩子都一视同仁、不偏不倚。不一碗水端平的危害是难以想象的。在孩子童年时代受到的各种打击中,几乎没有一件不是因为他认为其他兄弟姐妹更受爸妈青睐。的确,有的时候这种感觉毫无道理,但若父母真正做到不偏不倚,这种错觉就根本不可能有机会滋生。假如父母重男轻女,那么女孩心里产生自卑情结也就在所难免。孩子们都高度敏感,即便一个非常乖巧的孩子,如果怀疑父母偏袒其他人,也极有可能走向完全错误的方向。有些时候,孩子中的某一位发育较快,或因其他原因而更讨人欢喜,父母难免会对他另眼相看。但在这种时候父母必须做到心中有数,务必做得巧妙,以免这份偏爱表现得过于明显。否则,发育相对较好的这个孩子就很可能让其他每一个孩子都自惭形秽、失去信心;后者很可能心生妒忌、自我怀疑,进而使合作能力受挫。仅仅口头上声称自己没有任何偏袒还远远不够,父母同时必须明察秋毫,用心观察每一个孩子,以了解他们心中是否存有疑虑,是否怀疑父母心有偏爱。

接下来我们要说的一种家庭合作同样十分重要,即孩子们相互之间的合作。除非孩子们之间感觉平等,否则人类将永远不可能做好准备,以培养起社会情感来。除非男孩、女孩感觉平等,否则两性之间的关系将始终构成一项巨大挑战。很多人会问:"为什么出生于同一个家庭的孩子会有如此重大的差别?"

某些科学家试图将之归因于遗传基因不同,但我们早已发现这一说法纯属迷信。我们不妨将孩子的成长过程与小树做个比较。比方说一批小树一起生长,其实它们每一株的状况都各不相同。假如其中某株因为占有相对有利的阳光、土壤等条件而长得更快,那么其生长发育一定会对周围其他各株的生长状况产生影响:它可能遮挡其他树的光线;其根须可能向周围扩展,吸走本该归其他植株的养分,使得其他植株生长受挫、植株矮小。在一个家庭中,如果有一个孩子过于出类拔萃,也极可能出现类似情形。前文已讲过,无论是爸爸还是妈妈,在家里都不应显得高高在上。往往,要是爸爸表现得特别成功或者特别有天赋,则孩子们很可能自认为永远没指望取得可与爸爸相比拟的成就,因此变得沮丧和失望,阻碍他们对人生的兴趣。也正是因此,某些男人或女人自己功成名就、声誉显赫,但其子女却往往让父母及其他社会成员失望。孩子们看不到超越爸爸或妈妈的出路。假如一位爸爸在自己的事业上做得非常成功,切忌在家里对自己的成就过度渲染,否则将可能阻碍其子女发展。

这一观点同样适用于孩子之间。假如某一位孩子发展相当出色,那么很可能他会得到更多的关注和偏爱。这对他本人而言当然很惬意,但其他孩子却可能感受到待遇上的差别,并因此心生怨恨。长期屈居人下而不怨不恼,这点几乎没有人能完全做到。这位出类拔萃的孩子很可能伤及其他所有兄弟姐妹;其他兄弟姐妹在成长过程中都将遭受"精神营养不良"的折磨,这种说法应该不算过分。固然,他们不会停下努力追求卓越的步伐,因为追求卓越的愿望永远不会歇息。但他们很可能因此而改变努力的方向,而这一新的方向未必总是切实可行或有益于

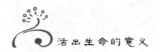
社会。

　　个体心理学根据孩子在家中的出生顺序探讨其优势和弊端,由此打开了一片广阔的研究领域。为简化说明这一问题,我们不妨假设父母间合作良好,而且也都在尽心尽力培养其子女。每一个孩子在家中的排行位次仍会产生极大影响,使得每个孩子都在不同的环境下成长。在此我们必须再次强调,对家里任意两个孩子而言,其成长环境都永远不可能完全一致;每一个孩子将如何选择,如何努力适应自己独一无二的境况,都将通过他的生活做派得以表现。

　　每一位排行老大的孩子,肯定都曾经历过作为家中独子的时期,但随着老二到来,也都一定有过为适应新环境而不得已自我改变的经历。作为家里第一个孩子,老大通常都会得到极大的关心和宠爱,早已习惯了全家围着自己转的生活。然而,往往是在毫无心理准备的情况下,某一天,他骤然发现自己从原先的位子上被赶了下来;家里又添了孩子,他在家中的地位不再独一无二。现在,他必须与另一个对手一同分享妈妈和爸爸的关爱。毋庸置疑,这一变化一定刻骨铭心,从问题儿童、神经病患者、罪犯、酒鬼乃至变态者身上我们发现,问题最早出现的时间往往都与这一改变节点刚好吻合。所有这些人通常都是家中的老大。老二的出生对他们构成重大冲击,强烈的失落感塑造了他们整个的生活做派。

　　排行在其他位次的孩子在家中失势的过程基本与此相同,不过,对他们的冲击程度或许没有这么强烈。他们已经有过与另一个孩子合作的经历,也从来不曾成为过全家关爱和呵护的唯一对象。对老大来说,这则是一场彻彻底底的改变。假如随着第二个孩子的降临，父母的确对他有所忽视，那么，我们就很难指望他能轻松接受这一业已改变的现实。如果他心有怨气，我们也没有理由归咎于他。当然，假如父母给予他充分的安全感，让他感受到父母的关爱，假如他对自己的地位没有担忧，更重要的是，假如他对弟弟或妹妹的到来早有心理准备，并已经接受过培训，能够心甘情愿地合作和照顾弟妹，那么这一危机将可以平安度过，不致产生消极影响。但事实往往是他并未做好心理准备，后来的孩子将夺走父母对他的关注、呵护以及喜爱。他开始想方设法将妈妈再次拉回到身边，思考如何才能吸引她的关注。有时，我们会发现妈妈就这样被两个孩子拉过来、拉过去，反反复复相持不下，双方都竭力希望比对手更多地占据妈妈的视线。在发挥身体力量优势、思考新点子方面，老大往往都会占据有利地位。我们完全可以想象，在这一情形下他会怎么做。假设我们所处情境与他相同，所追求的目标也与他相同，那么想必我们怎么办他也会怎么办。我们很可能会故意让妈妈担心，故意跟她作对，或者刻意染上某些习性，以致妈妈不可能继续忽视自己。他的行为也将如出一辙，直至最终耗尽妈妈全部的耐心。他会用尽一切可能手段、以最狂躁的方式跟她作对。到最后，妈妈对他招惹的种种烦恼着实已经厌倦；而他本人也才开始真正体会到不再招人待见的感觉。原本希望通过与妈妈作对赢回她的关爱，孰料如今却彻底失去了这份关爱。他以为自己被挤到了后台，但行为的后果却是让自己彻底沦落到了后台。他自以为有理，心里振振有词："我就知道是这样。"其他人做得统统都不对，只有自己无懈可击。他仿佛身陷泥潭：越是挣扎陷得越深。整个过程期间，每往前走一步，他对自己地位的看法也

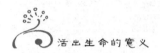

进一步得到印证。假如身边所有的一切都在向他证明自己有理，那么，如何指望他会放弃与人作对？

针对每一起与人作对的行为，我们必须具体问题具体分析，细究其根源。如果妈妈予以回击，孩子就会变得脾气暴躁、粗野顽劣、吹毛求疵、桀骜叛逆。一旦他开始将妈妈视作对手，接下来往往爸爸将给他提供一个机会，以恢复他原先的得宠地位。于是他开始对爸爸产生兴趣，竭力去吸引后者的关注，刻意讨他欢心。老大往往喜欢爸爸，偏向于站在爸爸一边。可以肯定的是，一旦孩子身上开始出现偏向于爸爸的倾向，也就意味他已进入第二阶段：一开始他通常更多地依附于妈妈，如今妈妈不再拥有他的好感，他转而喜欢爸爸，以此表达对妈妈的责备。假如某个孩子偏向爸爸，我们便可从中推断，他一定有过某种悲伤的经历，自觉受到冷落和不公待遇；对这一经历，他始终耿耿于怀，以致将自己整个的生活做派都建立在这一感觉基础之上。

这一与人作对的行为往往会延续很长时间，有时甚至会持续终生。孩子所受到的培养，就是与人作对、排斥和抵抗，无论在何种情况下。也许是因为他无法吸引任何一个人的兴趣，因此变得绝望，以为自己永远无法赢得他人的关爱。随即，我们发现他变得脾气古怪、性格内敛、无法与人沟通等。孩子将自己培养成了一个孤家寡人，其一切行为举止和心理表征都指向过去，指向过往自己曾是众人关注焦点的那些岁月。因此，老大通常都会以这样或那样的方式，表现出对过往岁月的一种特别兴趣，对过往心怀迷恋和羡慕，对未来则感觉悲观气馁。有时，假如一个孩子曾有过丧失权势、丧失自己统治的小王国的经历，那么他很可能比其他人更懂得权力和威望的重要性。长大成人后，他可能会热衷于参与权力游戏,过于夸大法律规章的重要性;主张一切都按章办事,强调规则不容更改;主张只有拥有相应资格的人,手中才配拥有权力。我们可以理解,童年时代所受到的这些影响,往往是一个人趋向保守主义的重大因素。这样的人假如某天功成名就、地位既立,往往会时刻怀疑后面有人虎视眈眈、觊觎着他的位置并伺机将他赶下台去。

老大所处的位置引出了一类非常特殊的问题,不过这一问题可以很好地得到解决,并进而将之转化为优势。假如他在弟弟或妹妹出生之时就已经接受过合作方面的良好培训,便不会感觉受到伤害。我们经常能发现某些老大养成了保护和照顾他人的强烈意愿。他们训练自己效仿爸爸妈妈,在照顾、教育弟妹方面担当起爸爸或妈妈的角色,认为自己有责任守护弟弟妹妹的福祉。甚至某些情况下,他们会培养起高度的组织天赋。这些都是积极的一面,不过,保护别人的愿望也有可能被夸大,从而成为一种君临他人之上、让别人依附于自己的欲望。从我在欧洲和美国的经验来看,问题儿童中有相当大一部分都是家中的老大,紧随其后的是老小。这两个极端的排行位次导致极端的问题,这点颇为耐人寻味。我们的教育尚未找到有效的途径来成功解决老大所遇到的各种困难。

老二在家里的位置很特别,很难与其他孩子的情况相比拟。自打出生那一刻起,他就在与另一个孩子分享父母的关注,因此,较之老大而言,他们通常倾向于合作。在周围环境中,他享有相较而言更广的人脉圈子;只要老大不与他争宠、不遏制他发展,那么他的处境就非常有利。不过,这一排行位次对他至关重要的影响还不在于此。整个童年期间,他面前都有一个参照标

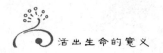

杆。在他的前面，始终存在着另一个年龄及发育状况都比自己大的孩子，激励着他不断努力追赶。典型的老二非常容易辨识，其行为表现总是像在竞赛，有个人总在前方一两步距离之外，他必须加快速度赶超对手。他时刻都开足马力，不断训练自己超过哥哥并征服他。《圣经》为我们提供了大量反映人类心理特征的例子，其中雅各的人生经历便是对老二典型特征非常逼真、形象的刻画。他渴望成为第一，渴望夺走哥哥以扫的地位，打败并超过他。屈居人后的感觉往往令老二非常恼怒，因此他总是努力争取超过别人，而且他也的确常常能够成功。老二通常比老大更聪明、更成功。这里我们很难得出结论，认为遗传因素在发育过程中发挥了什么作用。如果说他进步得快，那也只是因为他训练得更多。即使长大成人离开家庭的小圈子之后，他也仍然会发挥参照标杆的作用，与他以为处于优势地位的其他人相攀比，并努力超越对方。

这些特点不仅仅在人们处于清醒状态时有所表现，在一个人人格表征的方方面面，也都可以发现其清晰印迹，尤其在梦境里。例如，老大经常会梦到从高处坠落。他们身处最高位置，但并不确定自己是否能长久维持这一优越地位。与此不同，老二往往梦见比赛的场景，或在追赶火车，或在参加骑车比赛。有些时候，仅仅凭借梦境中这种匆匆忙忙赶时间的场景，就足以让我们得出判断，这个人在家中排行老二。

不过我们也必须强调，在这一点上并没有固定的规则可循。行为表现像老大的，不仅仅局限于现实生活中真正排行老大的孩子。起决定作用的是不同家庭的具体情况，而不只是出生顺序的先后。在一个大家庭里，后出生的孩子有时反而会处在家中老大的位置上。比方说，家中前两个孩子出生时间比较接近，老三出生间隔较长，之后，家里又添了两个孩子。在这种情况下，老三身上就很可能表现出老大们通常具备的所有特征。老二的情况也是同样：即使家中已经有了四五个孩子，后面仍然有可能出现一个具备典型老二特征的孩子。当某两个孩子年龄相仿，但与家中其他孩子年龄相差较大时，这两个孩子身上常会分别表现出老大、老二的典型性格特征。

有时，老大在这场同胞间的角逐中可能失败，这种情况下你会发现老大身上出了问题。另外一些时候，他成功保住了自己的位置，成功应对了来自弟弟或妹妹的竞争，在这种情况下，招惹是非的就成了老二。假如老大是男孩，老二是女孩，那么老大的处境将十分不易。他可能面临被一个女孩子打败的风险，而在当下，被女孩打败于他而言不亚于是种奇耻大辱。男孩与女孩之间的紧张关系，远比男孩与男孩，或女孩与女孩之间更严重。在这场角逐中，女孩具有先天优势；16 岁之前，无论是在生理还是心智方面，女孩都比男孩发育得更快。处于这一境况下的哥哥很可能放弃竞争，变得懒散沮丧，开始寻找各种阴谋诡计或不够光明磊落的途径，比如吹牛、撒谎等，企图以此取胜。我们几乎可以肯定，在这种情况下，胜出的一方注定是女孩。我们将发现，男孩开始走向各种各样的歧路，而女孩则轻轻松松解决好了自己所有的问题，并以惊人的速度不断进步。这类问题其实是可以避免的，但必须充分预见风险，并采取切实的措施防患于未然。在所有成员都平等合作、团结一心的家庭里，任何一个孩子都不会觉得有人会与自己为敌、不必浪费时间与人争斗，竞争和对峙变得毫无意义。只有在这样的家庭里，不良后果才有

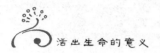

望得以避免。

其他每一个孩子后面都有弟弟或妹妹,其他每一个孩子的地位都可能被剥夺,但家中老小却例外,其地位永远不可能被剥夺。他身后没有后来者,前面却有众多的参照标杆。他始终是全家的宝贝,很可能也最受溺爱;但恰恰由于他面临如此众多的激励、拥有如此多的竞争机会,结果往往发展得非比寻常的顺利,他比其他所有孩子都跑得更快,胜过哥哥、姐姐中的每一位。人类有史以来,家中老小的地位几乎没有改变过。从人类所有古老的故事之中,我们都可以找到关于老小如何战胜哥哥、姐姐的例子。《圣经》中,最终胜出的都是老小。约瑟成长过程中一直被当成是家中的老小。虽然在约瑟 17 岁时,弟弟本杰明降生了,但这位弟弟在约瑟的成长过程中基本没有产生过任何影响。约瑟的生活做派与家中老小典型的生活做派几乎同出一辙。他时刻都在彰显自己的优越地位,甚至在梦中也是如此,其他人在他面前都必须躬身折服,他的光芒盖过其他所有人。众位兄长对他的梦都非常理解,这对他们来说并不难,因为约瑟就在身边,而他的态度再清楚不过。约瑟在梦境中唤起的情绪他们也都感同身受,他们惧怕他、希望除掉他。然而,约瑟在家庭中的地位由最后一位一举跃身首位,日后成为全家的支柱,养活了所有人。家中的老小跃身成为全家的支柱,这一点不可能只是偶然。人类自古以来对此早已有认识,各种关于老小如何强大无比的故事广为流传。实际上,老小占尽了各种有利的条件:有爸爸、妈妈以及各位兄长的帮助和支持,有诸多因素激励他树立远大志向并付诸努力,而且也不用担心有人从身后偷袭或分散其精力。

　　然而如我们前文所见,所有问题儿童之中,占比居第二位的却是老小。通常来说,问题的根由在于全家人对老小的娇惯和溺爱。娇生惯养的孩子永远不可能自立,他已丧失了通过本人努力获得成功的勇气。老小通常都心高气盛,但最最心高气盛的孩子往往也是最为懒惰的孩子。当心高气盛遭遇灰心丧气,便会表现为懒惰;理想如果过于高远,便可能会看不到实现的希望。有时候,老小可能不愿意承认自己有某种具体的理想,但这只是因为他希望每一方面都做到优秀,希望不受任何局限、与众不同。不过从另一个角度来看,这点也很容易理解:老小身上通常同时存在强烈的自卑感,因为环视周围环境中的每一个人,个个都比他年龄更大、身体更强壮、阅历更丰富。

　　独生子也面临其独特的问题。他也有对手,不过这个对手不是兄弟姐妹,相反,竞争感来自于爸爸。独生子通常备受妈妈娇惯。由于担心失去孩子,妈妈总是希望时刻都将他圈在视线范围之内,以致孩子养成所谓的"恋母情结",也会始终依附于妈妈的裙摆,希望将爸爸从家庭的画面中排挤出去。同理,只有当爸爸和妈妈携手合作,让孩子对双方同样喜欢时,这一问题才能避免。然而多数情况下,爸爸在孩子身上的投入远不及妈妈。有时,老大的表现与独生子颇为相像:他们都希望征服爸爸,都喜欢与比自己年龄大的人交往。独生子往往担心得要命,生怕后面再来一个弟弟或妹妹。比方说家里来了亲友,逗趣跟他说"你应该有个小弟弟或妹妹",他就会非常不高兴。他希望永远处在众人关注的中心,真心感觉这是自己应有的权利,一旦位置受到挑战,便会认为这是极大的不公。日后生活中,当他不再是众人关注的焦点时,就会面临很多挫折。对其发展构成威胁的

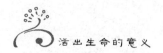

　　还有另一点,那就是不幸出生在一个怯懦的环境下。如果说父母因为生理原因不能生育更多孩子,那我们别无他法,只能尽最大力量来解决独生子问题。但现实生活中我们常常发现,本应生育多个孩子的家庭,实际却只有一个。这类父母性格怯懦、态度悲观,以为自己无力承受多生孩子所带来的经济负担。整个家庭氛围充满焦虑情绪,将可能给孩子带来严重的不利影响。

　　如果孩子的出生年份间距较大,那么每个孩子身上或多或少都会表现出独生子的某些特征。这种情况并不有利。经常有人问我:"家里孩子年龄差多大最理想?""生孩子应该一个接着一个,还是中间隔开些好?"根据个人经验,我认为最佳间隔应该是 3 年,因为孩子到 3 岁就具备了合作意识,如果家里再添了弟弟或妹妹,他将能够更好地接受。他已经具备了足够的认知,懂得家里可以不止一个孩子。假如他只有 1 岁半或 2 岁,我们将没办法与他沟通交流,他也听不懂我们的争辩,我们也便无法引导他做好准备,妥善地对待这件事。

　　在众姐妹中间长大的唯一男孩,他面前的路将很艰难。他生活在一个纯女性的环境里。爸爸多数情况下都不在家,他每天见到的只是妈妈、姐妹以及保姆等。由于意识到自己和周围人都不一样,他在一种自我封闭、隔绝的状态中长大。假如家里众多女性联手,对他群起而攻之,情况将更糟糕。她们可能觉得人人都有责任教育他,再或,她们希望证明,他没有理由自鸣得意,由此产生了诸多对峙和敌意。如果他排行在中间,那或许是最糟糕的位置,因为姐妹两头都会攻击他。假如他排行老大,则可能面临的风险是后面跟着一个竞争意识特强的妹妹。假如他排行老小,则可能全家都把他当成宠儿。在女孩堆里长大的唯

142

一男孩,大概要算得上是人人都不怎么待见的一类。假如身边有合适的社交氛围,让男孩可以参与其中,结识其他孩子,那么这一问题便可迎刃而解。否则,围在女孩中间,其行为表现很可能也会变得同女孩一样。一个纯女性的环境明显有别于两性混合的环境。如果说居室环境不只是一个标准化模式,而是根据主人的品位而装饰设计,那么你完全可以肯定地说,女人的房间通常都会显得井井有条、配色方案精挑细选、每一个细节都倍加关注。如果环境中还有男人或男孩,环境则相对不会那么整洁,而是会多出几分粗粝的感觉,更嘈杂,家具也不会那么完好齐整。在女孩中间成长起来的男孩,成人之后品位可能偏向于女性,人生观也更接近于女性。

从另一方面来讲,他也许会强烈抵制这种氛围,刻意强调其阳刚气概。于是,他会时刻防备,以免沦为身边众女性操控的傀儡。他会认为,必须彰显自己与众不同的一面,充分展示自身优越性,其人际关系便难免变得紧张。他会往两个极端发展,要么变得十分强势,要么变得十分软弱。这种情况非常值得深入研究。这类情形并非天天都能碰到,必须在具体分析更多案例的基础上,才可以做出更多的结论。与此非常类似的是,生活在男孩堆里的唯一女孩,长大成人后要么会女人味十足,要么显得阳刚粗犷。多数情况下,她很可能一辈子都将无法摆脱不安全感、无助感的阴影。

从我所研究过的每一桩成人案例中,都可以发现各自童年生活的影子,而且这些印象对他们生活的影响将延续终生。一个孩子在家中的排行,会在其生活做派中烙下不可磨灭的印记。成长发育过程中遇到的所有困难,都可以归因于家庭关系紧张、

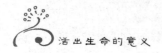
合作意识欠缺。假如我们环顾周遭社会并扪心自问,对峙、竞争何以成为我们整个社交生活中最显著的特征(事实上,不止社交生活如此,我们的整个世界也是如此),就一定会发现,无论身在何处,人们所追逐的目标似乎都不外乎成为征服者,战胜、超越他人。这一目标是童年早期培养的结果,其根源在于童年时对家庭不平等地位的认识以及其导致的对峙和竞争态度。如果我们希望克服这些弊端,就必须首先培养孩子良好的合作意识。

第七章

没有与世隔绝的象牙塔
——学校教育的影响

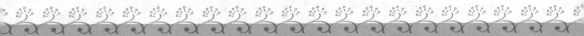

  但老师该如何帮助孩子呢？他需要做的，其实跟妈妈需要做的刚好一样，那就是在自己与孩子之间构建一条联系纽带，激发孩子的兴趣。孩子将来所要进行的一切调整和适应，靠的正是他本人的兴趣。

学校是家庭臂膀的延伸。如果家长能够完全胜任培养孩子的任务,让孩子做好应对人生重大问题的充分准备,学校教育也就不必存在。在很多文化下,教育孩子的任务几乎完全由家庭承担。一位手艺人会引导自家孩子进入这一行,将从父辈那里学到的手艺以及本人积累的经验悉数传授给孩子。然而,当今的文化对我们提出了更高更复杂的要求,必须有学校来减轻家长负担,将父母们已经开启的教育使命继续推进。社会生活要求其成员具备较高的教育水平,而这一点是我们在家庭中无法完成的使命。

　　美国的学校不曾经历过欧洲学校在发展历程中所走过的每一个阶段;不过,有时我们依然可以从中发现专制传统残留下来的影子。在欧洲教育史上,一开始只有王权贵族才有资格接受教育。他们是社会成员中唯一被赋予价值的群体,其他成员都只能安于本分、不能有更高奢求。随后,社会边界不断拓展延伸,宗教机构接手教育,少数经过精挑细选的个人开始有机会在宗教、艺术、科学以及某些专门领域获得受教育的机会。

随着工业革命技术异军突起，上述教育形式的诸多弊端纷纷显露，开展更广泛教育的呼声此起彼伏。此前，乡村、集镇学校的校长往往由本地的鞋匠、裁缝们担任，他们手拿教棍、行使着传授技艺的职责，但教育效果往往很糟。只有教会学校和大学才教授艺术、科学等知识，有时，甚至就连国王也可能目不识丁。逐渐地，学会识字、基本算术和绘画对普通工人也变得必不可少，我们今天所熟知的公共学校便应运而生。

然而，这类学校无一例外都依照当时政府的意志而设立；当权者们首要的目的是培养驯顺的子民，将后者打造成为可以效命于上流社会、随时参军出征打仗的人。学校的课程设置也主要服务于这一目的。我记得有一段时间，奥地利某些学校依然部分保留了这一传统，教育社会最底层民众的目的就是为了驯服他们，将他们安置于与之身份相适宜的领域和行当。逐渐地，这种教育的不足越来越多地显露出来。随着人们自由程度的提高，劳动阶层势力日益增强，需求也日益增多。为了顺应这些变化，公共学校自身也进行了改革。教育的主导理念开始转向教育孩子们学会独立思考，让他们有机会接触并熟悉文学、艺术以及科学，长大后成为对全人类文化有贡献的人。教育的目的不再仅仅局限于让孩子学会赚钱或在产业体系中谋得一个职位。我们需要的是地位均等的伙伴，是平等、独立、有责任心的合作对象，是能够为我们共同的文化做出贡献的人。

无论是有意还是无心，每一位学校教育改革的倡导者其实都意在探索一种方法，以提高人们在社会生活中的合作程度。举例而言，呼吁品格教育思潮的背后，反映出来的也正是这一目

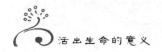

的;而且,从这一角度来看,这种呼声显然十分正确。然而,总体而言,我们对教育目标、教育手段的理解仍然不够彻底。我们还需要这样的教师,不仅可以教会孩子赚钱谋生的本领,还要培养他们造福于全人类的意识和决心。他们必须充分认识到这一目标的重要意义,砥砺切实履行这一使命。品格教育目前依然处于摸索阶段。考虑这一问题时,我们必须将司法因素排除在外,因为司法系统迄今仍未就品格教育进行过任何严肃、体系化的探讨。即便在校园里,效果也并不很理想。有些孩子在家庭生活中很失败,来到学校后,尽管接受了各种各样的教育和诱导,但错误和问题并没有相应减少。因此,除了培养教师的职业素养,以便他们能够真正认识和了解孩子在学校的成长发展过程并予以适当帮助之外,别无出路。

我本人工作中很大一部分内容涉及的正是这些,而且我相信,在维也纳,很多学校的做法远超于其他学校。在其他很多地方,学校通常的做法是聘请心理医生,对这些孩子进行诊断并提出相应建议。然而,除非老师认同并且懂得如何将这些建议付诸实践,否则这样做又有什么用处呢?心理医生每周跟孩子见一两次面,甚至每天都见面,但他并不真正了解家庭、社会乃至学校自身等大环境因素对孩子所产生的影响。他可能开出一个方子,建议加强孩子的营养或让孩子接受甲状腺治疗,或许他还会提示老师如何对待孩子。但是,老师并不了解他所开方子的意图,对如何避免犯错也没有经验。除非老师自己清楚了解了孩子的个性,否则他将束手无策。我们需要心理医生和老师之间高度密切的合作。心理医生所了解的一切,老师也必须心中有数。只有做到这点,在讨论完孩子的问题之后,他才能够独立做出判断，继续解决孩子的问题，而不需要医生更多的帮助。一旦出现任何意外，他必须知道该怎么应对，就好比心理医生在现场一样。或许更可行的办法是成立"咨询委员会"，就像我们在维也纳成立的那样。本章结尾处我将详细介绍这一方法。

初次走进校园，孩子将面临来自社会生活的一次全新考验，而这一考验，有望将他成长发育过程中潜在的问题统统暴露出来。入校后，他将不得不在较以往更广泛的范围内与人展开合作。假如他在家里总是娇生惯养，那就很可能不愿意离开之前那种事事有人庇护的生活环境，不愿加入到其他孩子之中。按照这一思路，从他入学第一天的表现，我们就可以看出娇生惯养的孩子在社交情感方面的不足。他也许会哭闹，渴望家长带他回家；也许对老师及老师布置的任务了无兴趣；再或许，他根本不在意别人讲的话，因为他始终都沉浸在自己的思绪里。不难看出，假如他持续只对自己的事感兴趣，那么在学校注定要落后。常听家长们讲，问题儿童在家时从不惹事，到了学校才出现问题。对此，我们有理由怀疑，孩子在家里一定是处于一个非常得宠的地位。在这样的环境下，他不需要面对任何考验，因此成长发育过程中潜在的一切问题也没有机会显露。然而进入校园后，突然间不再有人将他视作宠儿倍加呵护，他难免备受打击，产生强烈的挫败感。

有一位孩子，从上学第一天起便终日无所事事，对老师说的每句话，他除了傻笑再无反应。他对学校课业毫无兴趣，人们都觉得他肯定是心智不开窍。见到他时，我问："大家都很好奇，你在学校为什么光知道笑？"他回答道："学校是家长们编造的一个玩笑，送孩子上学就是为了捉弄孩子。"他在家里经常被家

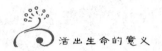

人逗着玩,因此认定每换一个新环境,都是家人跟自己新开的一个玩笑。我想了各种办法,终于让他意识到,他把保持自尊看得过重,而且并不是每个人都在故意合伙捉弄他。最后他终于培养起了对学校课业的兴趣,并取得了不小的进步。

发现孩子所面临的困难,纠正家长们所犯的错误,这是学校老师们的任务。他们会发现,对于更广泛的社交生活,有些孩子准备得很充分,在家里便已受到过良好的培养,因此非常关心和在意他人;而另一些孩子则准备不足。假如某人在面对问题时心理准备不足,行动起来势必犹豫不决。每一个孩子,要是心智已然开窍但学习却总是落后,在尝试适应新的社会生活环境时肯定会表现得迟疑不决,而老师则处在一个最为有利的位置,完全可以帮助孩子正确应对所面临的新环境。

但老师该如何帮助孩子呢?他需要做的,其实跟妈妈需要做的刚好一样,那就是在自己与孩子之间构建一条联系纽带,激发孩子的兴趣。孩子将来所要进行的一切调整和适应,靠的正是他本人的兴趣。培养孩子的兴趣,绝不能依靠严词苛责或惩罚。假如某个孩子进校后发现很难跟老师和同学之间搭建起沟通桥梁,最不明智的做法就是批评和责骂他。这一做法只能让他更加坚信,自己不喜欢学校完全合情合理。我必须承认,要是我是个孩子,在学校总是受到批评和责骂,那我肯定不会对老师感兴趣,一定会能躲多远躲多远。我一定会想方设法彻底避开学校,寻找接触各种新环境的其他途径。在这样的氛围下,学生难免认定学校就是一个故意让人感觉不愉快的地方,而经常逃学、行为恶劣、看上去呆头呆脑、不服管教的孩子,通常恰恰符合这点。这些孩子其实一点都不蠢,甚至很聪明,总是能想出各种鬼点子，为自己逃学、伪造家长信件等寻找借口。一旦走出校园，他们便会与从学校里更早逃出来的孩子拉帮结派，这帮小伙伴对他的赏识远远超过他在学校所得。他们感兴趣而且觉得自身价值能够得到充分认可的圈子不是校园和课堂，而是身边的团伙。从这一现象中我们可以发现，不能将自己视作总体中的一员并融入班集体的孩子，是如何诱导和唆使自己走向犯罪道路的。

如果老师想要赢得某个孩子的兴趣，就必须首先弄清楚这个孩子先前的兴趣所在，并设法让他相信，这一兴趣还有其他各种兴趣都可以为他带来成功。孩子如果在某一方面感觉自信，那么激发他在其他方面的信心也相对容易。因此，我们首先必须了解孩子对这个世界的看法，了解他在哪种感官方面最用心、发育程度也最优秀。有些孩子特别喜欢观察，有些喜欢听，有些喜欢运动。视觉感发达的孩子更容易对依赖眼睛的学科产生兴趣，如地理、绘画等。老师上课时，他们很可能不愿集中精力听讲，因为他们并不适应于在听觉方面保持注意力。假如这类孩子得不到充分的机会用自己的眼睛去观察和学习，便极可能落后。于是，人们便很可能想当然地认为他能力低下、缺乏天赋，并将所有这些欠缺归咎于遗传。如果说真有人难辞其咎的话，那这些人也应该是老师和家长，因为他们未能找到恰当的方法来激发孩子的兴趣。我并不是主张对孩子完全施以专门化教育，而是主张充分发挥孩子处于优势地位的兴趣，鼓励和带动他培养其他方面的兴趣。在我们当下这个时代，某些学校课程有助于孩子全面发挥各种感官功能，例如，在课堂中融入模型、画画等练习。应予以这一趋势充分鼓励，促进其进一步发展。教

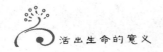

授各门学科最好的办法就是将该学科知识与生活相结合，让孩子意识到学习的目的及所学内容的实践应用价值。常常有人问，教孩子知识与教孩子独立思考，两者之间哪种方法更理想？在我看来，这一问题的不妥之处在于它将两种方法截然对立。实际上，两者完全可以相互结合、彼此补充。比方说，如果我们将教数学和盖房子两种实践活动相结合，鼓励孩子自己去找出需要用多少木料、房子能住多少人等，就一定可以取得很好的教学效果。有些学科可以很轻松地合并起来协同教授，我们常常可以发现，有些人能够非常熟练地将生活中不同的方面融会贯通。比如说，老师可以和孩子一块外出散步，从中发现孩子们对什么最感兴趣，同时还可以教他们了解植物和植物构造、植物进化及用途、气候的影响、某个地区的自然环境特征、人类历史，乃至生活中的方方面面。当然，在此之前，我们必须先假定老师确确实实诚心关爱所教的学生，否则教育孩子的问题也便无从谈起。

我们常常发现，当前体制下，孩子入学之初，在竞争方面的心理准备远超过合作方面，而且，对竞争意识的培养贯穿学生的整个在校阶段。这对孩子而言简直就是种灾难，与落在别人后面、全然放弃努力相比，技压群芳、遥遥领先同样是场灾难，且灾难程度绝不亚于前者。两种情况下，他优先关注的将只有自己，追求的目标将不是奉献和帮助他人，而是满足自己的希望。正如家庭是个团体，每位成员都是家中平等一员一样，班级也应是一个平等的团体。如果按照这一方式和思路进行培养，孩子们之间就会彼此真正产生好感和兴趣并乐于合作。我见过不少例子，在其他同龄孩子的关心与合作之下，很多所谓"问题"儿童洗心革面、彻底改变。其中有个孩子的经历尤其值得一提。在家里,他感觉人人都对他怀有恶意,因此他料定在学校里也一样,人人都对自己不怀好意。他在学校功课很差,父母知道后狠狠惩罚了他。这种情况极为常见:孩子在学校功课不好挨了批,回到家后还要遭受父母再次惩罚。一次这样的经历已足以令人沮丧,双重惩罚更会雪上加霜。难怪这个孩子始终落在全班最后,成为班上的不安定份子。最后,这个孩子终于找到一位知情的老师,老师把情况向其他孩子进行了解释,说这个孩子一直错误地以为大家对他有敌意。老师发动孩子们协助自己说服这个孩子,让他相信每个同学对他其实都很友好。随后不久,这个孩子的整个行为方式就发生了巨大变化,学习成绩也有所提高,改变程度之甚令人难以置信。

有时人们会心存疑问,这样果真能培养孩子们相互理解、相互帮助的能力吗?但据我本人的亲身经历,孩子们的领悟力往往超过长辈。有一次,一位妈妈带着 2 岁的女儿和 3 岁的儿子来到我房间。其间,小女孩爬到了桌上,把她妈妈吓得要命。这位妈妈惊呆了,几乎不能动弹,就听她不停喊:"快下来! 快下来!"但小女孩却根本不予理睬。倒是那位 3 岁的小男孩说:"待在那里别动!"于是,小女孩很快爬了下来。显然,他比妈妈更了解妹妹,知道如何应对才更有效。

关于如何提高班级凝聚力和合作意识,经常听到的一条建议是让孩子们实行自治。不过,在这一点上我认为我们必须谨慎行事,需要有老师引导,并确保孩子们已经做好了足够准备。否则,孩子们很可能对自治并不严肃,而只是将它视作一种游戏。其后果是,他们往往比老师要求更严格、态度更严厉;再或,

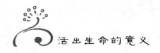

他们可能利用班会时间谋取个人利益，借机争吵、彼此捉弄或抢占优势地位。因此，一开始时需要有老师在旁边观察和指导。

如果我们想要了解某个孩子心智发育、性格以及社会行为方面的现状，就不可避免要进行这样那样的测试。而且有些时候，智商测试可能拯救孩子命运。比方说，某个孩子学习成绩很糟糕，老师有意让他留级，于是让他接受了一项智商测试，结果却发现，实际上这个孩子完全有资格升级。不过有一点必须注意，我们永远无法预测孩子未来发展的边界。智商测试的目的仅仅在于帮助我们诊断孩子所面临的困难，以便找到对应的克服办法。就我个人经验而言，只要智商测试没有明确显示孩子存在心智障碍，那么，只要我们能找到对症的方法，结果肯定都能得到改变。我曾见过这样的情形，让孩子不断练习，熟悉智商测试并找到其中的门道，增加他们接受测试的经验，最后智商测试结果有了明显提高。因此，切不可以为智商就是命运或遗传因素先天决定的发展极限，孩子未来的成就只能局限于此。

同样，也绝不应该将智商测试的结果告知孩子本人或其父母。他们并不了解这类测试的目的，会以为其结果便是最终裁判。教育所面临的最大挑战不是来自孩子自身的局限，而是来自他自以为存在的局限。假如某个孩子得知自己智商低，或许便会失去希望，悲观地以为自己与成功无缘。教育过程中，我们关注的焦点应该是提高孩子的勇气、增加兴趣并清除限制，而这一限制，其实不过是他本人基于自己对人生的解读而主观设置的局限而已。

学校成绩报告单的情况也基本与此类似。如果老师给某个孩子一份很差的成绩单，他的本意很可能是希望以此激励孩子更加努力学习。但若孩子的家庭成长环境非常严苛，那么他很可能不敢把这份成绩单带回家，于是选择离家出走或篡改成绩单，有些孩子甚至可能因为这点而自寻短见。因此老师必须充分考虑事情的后续发展。固然，他们对孩子的家庭生活及其对孩子成长的影响不负有直接责任，但却必须将这些因素考虑在内。假如父母对孩子寄望甚高，那么孩子拿着糟糕的成绩单回家后很可能要面对批评和责罚。假如老师稍微放松一点标准，给分相对仁慈一点，孩子反倒可能因此得到鼓励，鼓起勇气继续努力并最终取得成功。如果某个孩子成绩总是很差，人人都认为他是班上的差等生，则很可能他自己也如此以为，感觉一切已是无可更改。然而，即便再差的学生都有望提高，著名成功人士之中，这样的事件不乏其例：学习成绩欠佳的孩子，重拾勇气和兴趣之后，奋起直追，最终获得了巨大成就。

有意思的是，即使没有成绩报告单，孩子们自己对彼此的能力现状通常也会有一个相当准确的判断。他们清楚地了解谁在算术、拼写、绘画以及体育方面最棒，并将自己准确地划归于不同组别。他们最常犯的一个错误是以为自己永远不可能做得更好；看到别人比自己做得好，就以为自己永远不可能赶得上。假如一个孩子的这种观念根深蒂固，就很可能会将它迁移至日后的人生过程中。即使成年以后，他也仍然会时刻算计与别人相比而言自己所处的位置，以为自己在某一方面永远无望超越对手。在校期间，绝大多数孩子在班里的位次都或多或少相对稳定，要么始终名列前茅，要么稳定居中，要么一直垫底。我们不应该据此就以为他们的能力高低已经命中注定。它所反映的，只是孩子们各自为自己所设定的极限、各自的乐观程度以及各

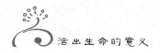

自的优势领域。某一位素来在班上垫底的同学突然之间取得惊人的巨大进步,这类事情绝非闻所未闻。孩子们应该了解这种自设极限的做法之错误所在;此外,老师和孩子都需要彻底摆脱一种迷信观点,误以为智力状况普通的孩子其发展进步情况跟遗传有关。

教育界所有的认识误区中,最大的一个错误莫过于认为发育受遗传局限。这一认识误区为老师和家长开脱错误、逃避努力提供了借口,使他们以为自己不必对孩子所产生的影响承担责任。一切试图逃避责任的做法都应坚决反对。假如某位教育者从内心里就将孩子的性格及智力发育归因于遗传影响,那么我实在看不出他怎么能指望孩子会有所成就。相反,假如他坚信自己的态度和努力能够对孩子产生影响,就不会借口遗传因素而逃避责任。

我这里指的不是生理遗传。器官缺陷方面的遗传不容置疑。这种遗传性缺陷对意念发育究竟有多么重要的影响,我相信只有个体心理学才真正了解。孩子在意念中体会和感受自身器官的功能状态,并根据他对自己残疾程度的判断而设定自身发展的边界。真正影响意念的并非缺憾本身,而是孩子本人对这一缺憾所持的态度以及随后的自我培养。因此,假如某个孩子受某种器官性缺陷所困扰,那么尤为重要的一点是:不能给他提供任何理由,让他以为自己在智力或性格发育方面也存在缺陷。如我们在前面章节中所见,同样的器官性缺陷,既可能成为动力,鼓励当事人付出更大努力进而获得成功,也能成为障碍,阻碍他正常发展。

当我最初提出这一论断时,很多人指责我不够科学,认为我的观点纯属个人执念,与事实相违背。然而,这一结论的形成完全基于本人的亲身经历,并持续积累了充分证据来予以支持。如今,其他很多精神病专家和心理学家的思想也都转过了弯来,得出了相同观点,认为将性格中某些因素的形成归因于先天遗传完全可以称之为迷信。这一迷信说法已延续了数千年之久。每当有人试图逃避责任、对人类行为持某种宿命论观点时,认为性格特征取决于遗传的理论便会悄然现身。其最简单的表现形式就是相信孩子的善恶从出生那一刻就早已注定。在这一层面,我们极易揭露出其荒诞不经性,只有那些偏执地想要逃避责任的人才会听任它存在。与其他一切事关一个人性格判断的说法一样,"善""恶"只有置于社会语境之下才有意义;它们是社会环境下、同伴互动过程中所受到的培养和熏陶的产物,其中隐含了一种价值判断,取决于它们是"有利于他人福祉",还是"与他人利益相悖"。孩子出生之前,符合这一意义的生活环境压根不存在;出生之后,有可能朝其中任何一个方向发展。两条道路何去何从,取决于他从周围环境以及自身躯壳中接收和感知到的印象和感受,以及他对这些印象和感受的解读。尤为关键的是,取决于受教育程度。

大脑心智功能的遗传也是同理,尽管这一方面的证据或许没那么显而易见。心智功能发育过程中最为重要的因素是"兴趣",前文我们已经看得十分清楚,阻碍兴趣发展的不是遗传,而是灰心丧气、惧怕挫败等心理。的确不容置疑,大脑结构在一定程度上受制于遗传,但大脑只是人类意念的容器而已,并不是意念产生的根源;只要大脑缺陷不是太过严重,凭借我们当前知识水平可以修复,那么,就一定能通过适当的训练而得到弥补。在

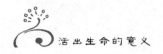

每一个能力超常者的背后,往往并不是超常的天资禀赋,而是经久不渝的兴趣和持之以恒的训练。

即使有些家族不止一辈连续为社会贡献了很多禀赋超群的杰出人才,我们也不应想当然地以为这是遗传影响在起作用。恰恰相反,我们不妨认为,是家族中某一位成员的成功激励了其他成员,是家族传统使得孩子们有机会听从各自内心兴趣的召唤,通过不懈的训练和实践培养了能力。比方说,得知伟大的化学家李比希的父亲是位药店老板时,我们不一定要就此推断他在化学方面的天赋来自于遗传。相反,我们只需要知道,家庭环境使得他有机会追求自己的兴趣,早在其他多数同龄孩子还对化学懵懂无知时,他就已经熟练掌握了很多化学知识。莫扎特的父母的确对音乐很感兴趣,但他的天赋并非来自遗传。父母希望他能对音乐产生兴趣,并尽一切机会鼓励他。从童年很早时候起,他的周围环境便被音乐环绕。功成名就者往往都有扎实的"童子功":他们或是自 4 岁起就开始弹钢琴,或是很小时候就开始为家人写故事。他们的兴趣执着长久,训练完全出于自愿且持之以恒。他们始终保持着一份勇气,从不拖延犹豫,从不甘为人后。

只要孩子认定了自己在发展过程中面临这种确定无疑的极限,那么任何一位老师都无法将这一局限解除。要是允许,他可以直截了当地跟孩子说:"你在数学方面实在没什么天赋。"这样做于他倒是轻松省事,但对于孩子而言,除了让他备受打击之外却别无益处。这一方面我本人就曾有切身体会。曾有那么几年,我的数学课成绩在班里一直垫底,连我本人也相信,自己对数学真可谓一点天资都没有。所幸有一天,我惊讶地发现自己居然成功解答了一道数学难题，而这道题曾让我们的校长都困惑不已。这次偶然的成功彻底改变了我对数学的态度。在那之前，我一直全然回避这门课，从那以后却喜欢上了它，兴趣一发不可收拾，我便开始抓住一切机会提升自我。结果，我成功跻身于全校数学尖子生之列。我认为，这一经历帮助我看清了所谓天资禀赋、能力天定等观点的荒诞不经。

即便是拥挤的大班，我们也可以看出孩子们之间的不同，另外，假如我们对孩子们各自的性格特征心中有数，那么教起学来一定能做到得心应手，效果大大好于对学生不加甄别、一刀切的做法。不过，大班教学无疑有其不足之处。有些孩子面临的问题很容易被掩盖，因此难以确保他们得到恰当的照顾。老师必须密切关注每一位学生，否则便无法赢得他们的兴趣和合作。我认为孩子连续多年都由同一位老师执教是一个极大的有利因素。有些学校每隔六个月左右就要更换一次老师，老师们很难有机会深入了解学生们的生活、追踪其发展状况。假如一位老师能连续与同一批学生相处三至四年，那么他就能相对容易地发现孩子生活做派中潜在的问题并予以纠正，与此同时，班上也更容易形成一种融洽的合作氛围，使得整个班集体成为一个和谐默契的社会单元。

让孩子跳级未必总是好事，他很可能因辜负了他人的期望而背上沉重的心理负担。假如某个孩子在班里年龄确实偏大，或者的确比其他孩子发育快，不妨考虑让他跳级。但若班级是个团结协作的整体，如前文所述，班级原本就理应是个团结协作的整体，那么，其中某个孩子的成功对其他孩子而言其实反倒更加有利。班上如果有几位相对聪颖的同学，全班进步的节奏很

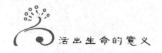

可能因此加快,程度也有所提高。将这一激励因素从身边剥夺对班上其他同学并不公平。我反倒更倾向于建议,除了让他完成全班同学共同的任务之外,还可以给聪明过人的个别学生布置一些额外任务或兴趣活动,如画画等。他在这些额外任务上所取得的成功也将有助于拓宽其他孩子的兴趣,并鼓励后者不断努力争先。

让孩子留级则更是不幸中的不幸。估计每一位老师都会同意,无论在学校还是家里,留级生通常都是个大难题。不过也并非总是如此,一小部分留级生一点也不会招惹麻烦。但对于大多数留级生来说,留级会让他们永远处在后进生的位置,不断牵扯出麻烦。他们通常在同学中间名声极差,而且本人对自己的能力评价也比较悲观。这很棘手,在当前教育体制下,我们很难避免不得不让某个孩子留级的尴尬决定。有些老师利用假期时间给后进生进行额外辅导,以诊断他们生活做派中的错误,使得他们勉强不必留级。如果能够准确诊断出错误所在,那么这些孩子升级以后基本能顺利进步。实际上,要想真正对后进生有所帮助,最好的办法就是让他认识到自己在本人能力预估中的错误。如果做到了这一点,我们也就帮助他摆脱了思想包袱,进而使他能够通过自身努力获得进步。

在所有根据成绩高低将学生分编为不同班级的欧洲学校里,我都注意到了一个显著的事实。当然,我的经验主要限于欧洲,不十分确定这是否同样适用于美国。慢班里通常都是心智较弱和来自贫困家庭的孩子,而快班则主要集中了富裕家庭的孩子。原因似乎再显然不过。贫困家庭对孩子入学准备阶段的工作往往都做得不尽如人意,父母们通常有太多困难需要应对,根本无法抽出那么多空闲时间来帮助孩子做好准备，甚至他们自身也很可能没有受过足够好的教育来帮助孩子。然而，我并不赞同将没有做好充分学前准备的孩子编入慢班。一位训练有素的老师完全清楚该怎样做才能帮助他们弥补准备不足的欠缺。此外，通过增强与准备相对充分的孩子的沟通和接触，这些孩子自身也能从中获益。假如将他们编入慢班，通常他们会对这一事实比较敏感，此外，快班的同学也都心知肚明，很可能凭空生出一种优越感，看不起其他同学。这便提供了肥沃的土壤，极易滋生沮丧情绪，进而助长某些人的好胜心。

原则上来讲，男女混合教育理应得到全力支持。这是让男孩、女孩增进彼此了解，学会与异性合作的极佳方式。不过，那些坚信混合教育就能解决所有问题的人也同样犯了一个重大错误。混合教育自身也有其特殊问题，除非充分意识到这一特殊问题并将之严肃慎重对待，否则，混合教育体系下两性间的距离甚至可能超过单一性别教育体系。例如，挑战之一就是16岁之前女孩发育通常比男孩较快。假如男孩对这一点不够了解，恐怕会难以保持自信心。看到女孩们比自己更优秀，他们很可能感觉灰心。及至人生后期，他们很可能会惧怕与异性竞争，因为记忆中依然保留着童年时的挫败印象。假如一位老师支持混合教育，并且对潜在问题心中有数，就一定能取得很大成效，但若他不完全赞成这一做法，也并不真心对它感兴趣，那注定失败。另一挑战是，假如孩子没有受过恰当的训练，且监管措施不到位，那么性问题注定会出现。在学校进行性教育这一问题相当复杂。课堂不是实施性教育的合适场所；假如老师向全班同学公开讲，就很可能无从确定是否每个孩子都能妥当地理解所讲

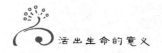

内容。因此,他很可能唤起了孩子们在这方面的兴趣,却无从知道他们是否做好了接受这方面内容的心理准备,也无从了解孩子们会如何将这些知识与本人生活做派相结合。当然,假如某个孩子希望了解更多,私下提出问题,老师理应向他提供准确、直接的答案。这样,他也就有机会判断这个孩子究竟想要了解些什么,并由此引导他朝正确解决问题的方向发展。但若课堂上总是出现涉及性问题的讨论,那并不是一件好事。肯定会有部分孩子产生误解,另外,将性看得无关紧要,对它轻描淡写地处理也同样不是明智之举。

任何在理解儿童行为方面训练有素的人,都可以轻松地识别出不同的生活做派和类型。儿童配合的程度,可以通过他的形体手势、观察和聆听的方式,他与其他儿童之间的距离,能否轻松地与人建立友谊,以及注意力是否容易集中等方面反映出来。如果他总是忘记写作业,课本总是丢三落四,我们就有理由推断他对学校功课不够感兴趣。我们必须首先分析查找学校生活为何令他厌倦。如果某个孩子不合群,不愿一块做游戏,这说明他倾向于自我封闭,只关心自己。如果一个孩子在学习过程中总希望得到帮助,便可判断出他缺乏独立性,对寄望于他人支持有着强烈的渴求。

有些孩子只有在得到表扬或赏识时才愿意学习。只要得到老师关注,很多娇生惯养的孩子在学业上都可以做得非常好。但一旦失去了这一特别得宠的地位,问题也便随之而起。除非受到关注,否则他们便会停滞不前。假如没人留意,他们的兴趣便全然消失。对这类孩子而言,数学往往构成巨大的挑战。如果只要求背诵几条规则或几个句子,他们通常会表现得相当出色;但一旦要求独立解决问题,他们便会感到无所适从。这或许看起来只是个小瑕疵,但恰恰正是那些总是索取支持和关注的孩子,构成了我们公共生活中最大的隐患。如果这一态度得不到纠正,进入成年后,他将很可能继续向他人索取关注和支持。每次遇到问题,他应对的方法肯定都意在迫使他人帮自己解决问题。他的一生都不会对他人福祉有任何贡献,而是会让自己成为别人永恒的负担。

还有一类孩子,他们总是渴望成为关注的中心,否则便会设法通过淘气、做坏事等手段获得关注,他们往往扰乱课堂、污化其他孩子,让自己变得人人都不待见。批评、惩罚等对他统统无济于事,他甚至乐此不疲。他宁愿挨骂,也不愿被忽视。恶作剧所招来的痛苦,不过只是他为赢得这一乐趣所必须付出的代价。对很多孩子而言,惩罚不过是一种挑衅,只会刺激他们继续其生活做派。他们视之为一场竞赛,或是一场游戏,比试看谁能耗得更持久;而且,胜出的一方始终是他们,因为问题掌握在他们手中。因此,喜欢跟家长或老师对着干的孩子有时会刻意训练自己,在遭受惩罚时不仅不会流泪哭泣,反而会傲然冷笑。

几乎无一例外,懒散的孩子通常非常有抱负,同时却又惧怕失败,除非其懒散是对其父母或老师的直接进攻。每个人对成功一词的理解都各不相同,有时候了解到一个孩子对失败的理解会令人十分诧异。很多人认为,要是超越不了他人,那便是自己的失败。即使他们已经很成功,但只要有其他人做得更好,他们仍然会觉得自己很失败。懒散的孩子永远不可能真正体会到挫败,因为他从不敢去直面考验。他对摆在眼前的问题总是视而不见,总是无限期拖延,迟迟不作决定,不管自己是否有能力

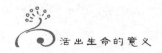

与他人竞争。其他每个人或多或少都认为,只要他稍微勤快一点,就一定能够妥善应对面前的挑战。他蜷缩在这一梦幻的乌有之乡:"只要我愿意努力,就没有什么事办不成。"每当遭遇失败,他都会刻意淡化失败,以此维护自己的体面。他总是自我安慰:"是不为,非不能也。"

有时老师会跟一个比较懒散的同学说:"你要是再努力些,完全有可能成为班上最出色的同学。"如果说什么都不做便可赢得这样的声誉,那他何必冒失去这一声誉的风险而去努力呢?或许,要是摆脱了懒散的毛病,很可能他拥有未被挖掘的才华的美名也将就此宣告终结。人们将拿他的实际成就,而不是本来有望取得的成就作为衡量标准来评判他。懒散的孩子还占有另外一种优势,那就是只要他付出一点点努力,便会得到表扬。人人都从其行为中看到了改进的迹象,都急切地鼓励他改进更多。而同样的行为要是发生在一位素来勤勉的孩子身上,估计压根不会引起别人注意。因此,懒散的孩子始终生活在他人的期望中。这种孩子与娇生惯养的孩子一样,自幼受到的熏陶就是指望一切都能通过别人的付出而得到。

还有一类孩子随处可见且很容易识别,他们在同伴中总是最先出头者。人类的确需要领袖,但需要的只是那种愿意为了他人利益而冲锋在前的人;这样的领袖风范并不常见。很多冲在前面的孩子都只对统治和主宰他人感兴趣,为此才愿意加入同伴。因此,这类人并不真正拥有良好领袖品质。在其日后生活中,困难注定会出现。虽然算不上悲剧,但在会议、婚姻、商务往来或社交活动过程中,如果两位这样的领导者相遇,情形一定相当滑稽:双方都会抓住一切机会抢占上风,确立自己的优势地位。有时，家中的长辈乐于让娇生惯养的孩子蛮不讲理地对自己呼来唤去，他们心甘情愿怂恿孩子继续这样下去。但老师们将很快意识到，这并不是一种有利于社会整体生活的性格培养方式。

孩子们无疑千差万别，我们绝对无意将他们统统对号入座归入不同类别，或刻成各种各样标准统一的模子。不过我们衷心希望能够阻止那些显然会导致挫败和困难的发展趋势：在童年时代就纠正或阻止这些发展趋势相对容易。假如不能及时得到纠正，等他们成年以后，其社会后果将非常严重，甚至极具破坏性。童年时代的错误与成人生活中的失败一脉相承、密不可分。童年时没能学会与人合作的孩子，长大后往往沦落为精神病患、酒鬼、罪犯或自寻短见者。焦虑症患者童年时往往怕黑、惧怕生人或陌生环境；忧郁症患者童年时往往爱哭鼻子。当今社会条件下，我们不可能走近天下所有父母并帮助他们避免犯错。最需要得到忠告的，恰恰是那些从不前来咨询的父母。但我们却能够走近每一位教师，进而通过他们走近每一位孩子，以纠正孩子业已形成的错误，培养他们成为独立、勇敢、乐于合作的人。在我看来，未来人类福祉最大的希望就在于做好这一方面的工作。

正是基于这一目标，大约 15 年前，在我的倡议下，维也纳和欧洲其他很多城市成立了个体心理学咨询委员会，其无可估量的价值早已得到证实。抱有崇高理想和远大志向固然很好，但如果不能找到合适的方法，再崇高的理想也将毫无意义。经过逾 15 年的努力，我有理由说，这些咨询委员会取得了完全意义上的成功，并为我们提供了一套行之有效的最佳方案，用以根治

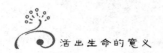

问题儿童,培养孩子们成为负责任的人类同胞。我相信,假如这些咨询委员会都牢牢建立在个体心理学理念的基础上,将取得最大程度的成功;不过我并不反对与其他流派的心理学家进行充分合作。相反,我向来坚定地主张,咨询委员会的设立应充分融合不同心理学流派,并对各流派所取得的成果进行比较。

在设立咨询委员会的过程中,一位训练有素,且对老师、家长和孩子所面临的困难心中有数的心理学家参与到某校教师团队之中,与后者一起讨论工作中的种种问题。每次到校时,一位或多位教师将向他介绍某个孩子的情况以及相应的问题。比如说,某个孩子懒散、好吵架、逃课、小偷小摸或学习跟不上等等。心理学家将基于本人经验谈谈他的看法,随后展开讨论。讨论过程将介绍孩子的家庭生活、性格及发育状况,问题首次出现时是一种什么样的情形等等。教师和心理学家就问题的可能成因及应对办法进行共同探讨。由于参与人员都经验丰富,因此很快便可得出共同结论。

心理学家到访那天,当事孩子和他妈妈也都参加。咨询委员会就如何跟妈妈谈论、如何影响她、如何告诉她孩子失败的原因等问题做好决定之后,孩子妈妈才被叫进来。妈妈可以提供更多的信息,接下来便是心理学家与妈妈的讨论,其间心理学家会就如何帮助孩子提出建议。通常,妈妈都非常乐意有机会接受询问并愿意配合。假如她有所抵触,心理学家或者教师则可以就类似案例展开讨论,并从中得出结论,妈妈可以自行判断同样的情形是否适用于自己的孩子。

再随后,孩子会被叫进屋里,由心理学家出面与他谈话,所谈内容并不是孩子本人犯了哪些错误,而是他眼前面临哪些问题。心理学家会特别留意观察究竟是哪些观点、哪些见解阻碍了孩子的良好发展，如：他是不是固执认为自己遭受了冷落而其他孩子总受偏袒等等。他不会责备孩子，而是会以友善的方式跟他聊天，引导他换个视角看问题。假如需要涉及本质问题，他会以假设的方式提出来，并请孩子自己发表看法。对于在这一方面没有经验的人来说，发现孩子们其实是那么通情达理、能够那么快地转变态度，一定会非常惊讶。

在这一方面接受过培训的每一位老师都乐在其中，从来没有人因任何理由而放弃。这使他们学校工作中的方方面面都更加饶有趣味，大大提高了所有这一切努力的成效。没有任何一位老师感觉这是额外负担，因为往往只需要半小时或更短的时间，问题就可以妥善解决，而不用这种方法的话，这些问题很可能困扰折磨他们长达数年。全校的合作意识也得到提升，不久之后，严重的问题已基本不复存在，只剩下一些细枝末节的小问题有待进一步解决。老师们自身其实都是心理学家，他们开始了解人物性格的统一性，也意识到各种表征之间的连贯一致性。假如在教学过程中遇到问题，他们自己就可以圆满解决。实际上，我们反倒希望，假如每一位老师都能得到适当培训，那么也就不必心理学家继续参与。

比方说某老师班上有一位懒散的孩子，他可以就此发出倡议，就懒惰这一话题与孩子们展开讨论。老师引导话题，问"懒惰的根源在哪里？""其目的是什么？""懒孩子为什么不愿意改变？""哪些方面应该改变？"等等。孩子们可以各自发表观点，最终得出结论。懒散的孩子本人并不清楚这场讨论的根源在于自己，但他知道这一问题对他而言的确存在，因此肯定会备感兴

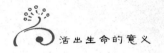

趣,从中学到很多。假如我们直接对他予以攻击,估计他将很难有所收获;但如果让他间接听到,则一定能引起他认真思考,进而有望主动改变其观点。

关于孩子的心理,没有人能比与他们朝夕相处的老师了解得更清楚。他见过那么多不同类型的孩子,假如他善于采用不同的技巧,就一定能与每一个孩子建立起很好的联系纽带。孩子在家庭生活中所沾染的错误,是将得到纠正还是继续恶化?其结果完全取决于老师。与妈妈一样,老师也是人类未来的守护者,他所能提供的服务和价值无可估量。

第八章

谁的青春不波澜？——青春期问题

如果我们理解得当，就一定能够发现，青春期的某些现实变化其实根本不会对孩子们产生多大影响，唯一的影响在于：所处的社会环境变了，他们自己的生活做派也需要相应调整。然而他们往往以为，青春期意味着一切都已结束，自己全部的价值和意义都已不复存在。他们不再有权与人合作和奉献：没有什么人还需要自己。所有这些感觉，才是青春期一切问题和挑战的根源所在。

关于青春期的书籍塞满了各大图书馆书架。所有图书对待这一话题的态度都非常相似，仿佛这个年龄段充满危机，一个人的整体性格都可能因此而彻底改变。的确，青春期有很多危险，但要说它能够彻底改变一个人的性格则有点言过其实。这一阶段为成长发育期的孩子展示了种种未曾经历过的情形和考验，令他感觉自己日渐走向人生的前台。此前人们不曾留意的生活做派中的诸多错误和不当之处，在这一阶段开始渐渐显现。然而，这些错误其实早已存在，只要略加留心，根本不可能逃过专业人士老练的眼光。只是现在它们的重要性更加凸显，甚至达到了不容忽视的程度。

几乎对于每一个孩子而言，青春期都意味着一件事，且其意义远超其他一切，那就是：他必须证明自己不再是个孩子。或许我们可以说服他，让他相信这是自然而然的事情，这样很多紧张关系就可完全消除。不过，假如他非要证明这点不可，他自然会刻意强调其立场。青春期的很多表征都源自某种强烈的愿望,因为这个年龄段的人往往迫切想证明自己已经独立,有资格与大人平起平坐,已具备了堂堂男子汉或风姿绰约的成熟女性的风采。这些表征的发展方向取决于每个孩子对"长大成人"一词所赋予的意义内涵。如果"长大成人"意味着不再受人支配,他就会竭尽全力抗拒一切约束。很多孩子这时候开始抽烟、说脏话,或者夜不归宿。有些孩子会突然之间流露出对父母的排斥,令父母大感困惑,不明白向来听话顺从的孩子怎么会一夜之间变得如此桀骜不驯。究其本质,发生变化的并不是态度本身。表面上听话顺从的孩子,实际上骨子里一直对父母有所排斥,只是如今拥有了更多自由、更大力气,才自认有能力公开宣示这一对立、排斥情绪而已。一位总受爸爸欺负、人人看来都老实温顺的男孩,只不过是在伺机反击。一旦感觉自己已经足够强大,他便会向爸爸公开宣战、挑衅叫板,或者离家出走。

多数情况下,孩子在青春期内会得到相对更大程度的独立和自由,因为家长感觉不该继续时刻监视和保护着他们。假如父母试图继续监管,极有可能导致反弹,致使孩子更加奋力逃避父母的管控。父母越是希望证明他仍只是个孩子,他的抗拒心就越强烈。就在这种你来我往的角力较量之中,一种对立情绪不经意间已滋生,于是也就有了我们常常看到的"青春期负能量"的典型图景。

我们很难给青春期一个严格的时间界限。这一阶段通常介于14～20岁期间,但也有孩子大约10或11岁就会步入青春期。在这个阶段,全身每一个器官都在日渐成长发育,有时其功能未必协调。孩子个头长高、手脚变大,同时也会不如先前灵活。他们需要训练这一方面的协调性。但若他们在这一训练过

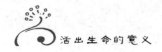

程中遭到嘲笑和批评,很可能会因此认定自己拙手笨脚。由此他很可能真的就会变得笨拙。肾上腺功能日益增强能够进一步促进孩子发育。这并非一次截然的改变,在青春期之前肾上腺也很活跃,不过现在它分泌得更加频繁,使得第二性征突显。男孩的胡须开始蠢蠢萌动,声音开始变粗;女孩胸部开始渐渐隆起,女性特征更加显著。所有这些都可能引发青春期少年的误解。

有时候,由于对成人生活准备不足,随着就业、社交及社会、婚恋等问题的临近,某些孩子可能陷入一种恐慌状态,甚至完全丧失希望,自以为没能力妥善应对。社交方面,他们腼腆内敛、自我封闭,总是宅在家里;就业方面,他们找不到感兴趣的工作,固执地以为自己什么事都干不好;婚恋方面,他们在异性面前总是手足无措,根本不敢与她们见面。与人讲话时,他会面红耳赤,不知如何应答。日复一日,他在绝望中越陷越深,终致将人生各大问题彻底阻隔于外,不再有人能理解他的世界。他拒绝面对任何人,不愿跟人讲话,也不愿倾听规劝。他不工作、不学习,时刻沉湎于妄想,意识中仅仅保留着对性活动的一丁点儿残余印象。这是一种疯癫状态,即早发性精神分裂症,但变得疯癫这件事本身就不正确。假如能够对这类孩子予以鼓励,让他意识到这条路不对,并指给他一条更合适的路径,他就有望治愈。这一过程并不容易,因为需要纠正的内容涉及他的整个人生观,涉及他此前所接受过的一切培养与熏陶。关于过去、现在以及未来的意义,必须从科学的视角来看待,而不能仅仅依照本人的智力禀赋。

青春期所有的危险,其根源都在于缺乏对人生三大问题的妥善培养和准备。假如孩子恐惧未来，自然便会尝试用最省事的办法来面对。但是，这些最省事的办法往往也是最无益的办法。对这类孩子，你越是呼来喝去、训诫批评，他越发感觉如临深渊。我们越是把他往前推，他就越往后退缩。除非给予他充分鼓励，否则一切意在帮助他的努力都只能是错上加错，酿成更大的伤害。只要他悲观消沉、犹若惊弓之鸟的感觉不能得到根除，我们就无法让他相信，付出额外的努力于他不会有任何妨碍。

少数孩子在这一阶段会希望继续停留在儿童时代，甚至就连说话时也会刻意做出幼儿一般的神情，喜欢和比自己年龄小的孩子玩耍，假装自己可以永久保持婴幼儿状态。绝大多数孩子都会做出这样那样的尝试，以成人方式行事。即便不够胆识过人，他们也会小打小闹，摆出一副成年人的架势：他们会模仿男子汉的体态手势，会大手大脚花钱，会打情骂俏、尝试谈情说爱。还有一些情况更为复杂。如果一个男孩找不到应对人生问题的妥善途径，但又同时在一定程度上非常活跃，他很可能会由此走上犯罪之路。假如他以前犯过某种错误却侥幸逃过了惩罚，而且自作聪明地以为下次也不会被抓住，那么犯罪的情况就尤其可能发生。面对人生大问题，尤其在事关经济、生计等问题时，犯罪是最轻松的逃避途径。巧合的是，在 14～20 岁期间，过失行为的频次显著增加。再次强调，我们所面临的并不是与以往截然不同的新问题，而是随着孩子面临的压力日益增加，童年生活做派中原本就已存在的种种瑕疵也日渐更多地显露。

假如活跃程度较低，相对较轻的一种逃避办法便是染上精神疾病。同样也恰恰是在这个年龄段，不少孩子开始受到各种

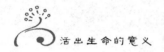

功能性疾病和神经紊乱症的困扰。神经紊乱的每一种症状都是为自己寻找一个开脱的理由，而有理由不去面对人生问题又不至于伤及自我优越意识。当一个人面临社交问题却又没有做好足够准备，没能力以符合社交规则的方式去解决问题时，神经紊乱的症状便会相继暴露。困难带来巨大压力，而在青春期阶段，各生理机能又对这种压力尤为敏感，因此，全身每一个器官都可能受到感染，以致影响波及整个神经系统。身体各器官受到的感染往往会构成他犹疑不决、为自己的过失开脱的借口。在这种情形下，无论是私底下还是人前，当事人会形成一种想法，以为自己可以因所受的病痛而免于承担责任。神经紊乱症的基本构架由此形成。每一位神经紊乱症患者都会宣称，自己的初衷是如何如何善良。他对培养社交情感、直面人生问题的必要性笃信不疑，只是觉得自己情况特殊，在这条普天之下人人都适用的要求面前是个例外。为他开脱的借口便是神经紊乱症本身。他的整个态度仿佛都在说："我也迫切希望解决好自己的每一个问题，可不幸的是我面临重重阻碍。"在这一点上他有别于罪犯，因为后者对自己的邪恶初衷往往直言不讳，对自己的社交情感有意掩盖和压制。很难定论两者究竟谁对人类福祉的危害更甚，是那些除了动机善良之外一切行为都令人憎恶、都以自我为中心、都旨在遏制其他同胞合作的神经病患者？还是那些对邪恶动机直言不讳、费尽心机压制和抹杀心中残留的社交情感的罪犯？

　　青春期的很多失败案例均出自于自幼娇生惯养的孩子。不难看出，对于自幼习惯了事事都由父母包办的孩子而言，负责任的成人生活做派构成一种特殊的压力。他们仍渴望得到娇宠，但随着年龄增长，他们逐渐意识到自己已不再是他人关注的焦点。他们埋怨生活欺骗和辜负了自己，以致让自己在人为营造的温馨氛围中长大，殊不知外面世界的空气却是如此寒冷彻骨。在这个阶段，我们会发现孩子成长进步的趋势明显开始逆转。原本被寄予厚望的孩子，开始在学习、工作方面频频失误，而那些原本不被看好的孩子，却开始逐渐赶超，并展露出不容置疑的能力。这与此前阶段的成长发育史并不矛盾。很可能，原先看似前途无量的一些孩子，现在变得忧虑犹疑，生怕辜负了他人厚望，因为这些厚望已成为他的一种负担。只要能够得到恰当的帮助，受到赏识，他就能继续前进；但一旦需要自己独当一面，便会丧失勇气，畏首畏尾，止步不前。与此相反，其他一些人则可能因全新获得的自由而倍感激励，通往成功实现理想的大道清晰地展现在面前。他们满心都是新点子、新项目，创造力进一步得到激发，对人生各个方面的兴趣日益清晰、日益迫切。这些孩子始终保持着一份勇气和信心。对他们而言，独立绝不意味将要独自面对困难、承担挫败的风险，相反，这意味着将拥有更加广阔的机会，来赢取成就，为人类做出奉献。

原先感觉不受重视的孩子，如今却能够与同伴建立更广泛的联系，由此滋生出新的希望，相信自己也能得到赏识。这种对赏识的渴望，致使他们之中很多人被完全催眠麻醉。假如男孩所关心的仅仅是得到他人的表扬，这种倾向非常危险；另一方面，女孩们则往往由于信心不足，而错误地将获取赞赏视作证明自身价值的唯一途径。在某些油嘴滑舌、懂得如何讨女孩欢心的男子面前，这类女孩往往极易沦为他们的猎物。我见过不少例子，由于在家中得不到赏识，一些女孩开始轻易与人发生关

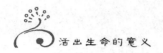

系，不仅仅是为了证明自己已经成熟长大，还有另外一个原因，那就是希望能够借此获得地位，得到他人赏识，成为关注中心。

我举个例子。有位 15 岁的女孩，自幼家境十分贫困。她有个哥哥，在童年记忆里，哥哥总是体弱多病，因此妈妈不得不将绝大多数精力都用在他身上，因此当女儿出生时，妈妈没有精力给她太多关爱。此外，在她还年幼时，爸爸也得了大病，进而使妈妈能给她的关心变得更少。

因此，这个女孩目睹了备受关照和呵护意味着什么，并对此有着切身的感受。也能获得如此地位始终都是她心底最强烈的一个愿望，可惜在家里没有机会得到。再后来，家里又新添了一个妹妹，爸爸的身体状况也已经恢复，这样妈妈有了相对多的时间和精力全心照顾妹妹。这一情形导致这个女孩产生了极端的想法，以为自己是全家唯一一个没人疼没人爱的孩子。她不断努力奋斗，在家里是个乖孩子，在学校是优等生。由于成绩好，家人建议她继续把书念下去，于是送她进了一所高中。新学校里老师对她的情况不是很了解。一开始，她还搞不懂学习的方法，成绩开始滑坡，还总是挨老师批评，她越发心灰意冷。获得他人赏识的愿望是如此强烈、如此急切，但无论在家里，还是在学校，这一愿望都无法得到满足。这一情况下，剩下的还能有什么办法呢？

于是，她将目光投向周围的男人，希望找到一个懂得欣赏自己的人。几经尝试之后，她离家出走，跟一个男人一起住了两周。家人非常担心她，四处努力寻找。不过，事情的后续发展我们完全可以预料。没过多久，她发现依然没得到自己所渴望的赏识，因为这位男人欣赏的根本不是她这个人，她追悔莫及。她想自寻短见，于是给家里寄去一张便条："别担心，我喝了毒药。我很开心。"实际上她压根没有服毒，理由我们当然可以猜到。实际上爸妈对她非常好，她以为，如此一来就可以获得家人的怜悯。最后，她没有自寻短见，而是等着妈妈找上门来，将她带回了家。假如这位女孩懂得与我们一样多，心里清楚自己的一切努力都只是为了得到赏识，这些问题可能也就不会发生。假如高中的老师了解这一点，这些不幸或许也就能够避免。这个女孩的成绩向来都非常优秀，假如老师注意到女孩在这一方面特别敏感、需要稍微多一点点的特别关照，那么她的处境也许不至于令她如此心灰意冷。

再举一例。有一个女孩出生在爸妈性格都很怯懦的家庭里。妈妈一直希望要个男孩，女孩的到来让她很失望。她低估了女性的地位，这种心情女儿一定也能感觉到。她不止一次听见妈妈对爸爸说："这闺女一点儿也不好看，长大后肯定没人愿意娶她。"或者"她长大后我们可怎么办呀？"在这种充满负能量的氛围下过了十年之后，有一天，她无意间看到一位朋友寄给妈妈的来信，在信中，妈妈这位朋友对她生了女儿表示安慰，而且还说，既然妈妈还年轻，完全可以再生个儿子。

我们可以想象女孩那一刻的心情。几个月后，她到乡下去看一位叔叔，在那里认识了一位智商不是太高的乡下男孩，成了他的恋人。尽管后来遭到抛弃，但她依然沿着这一思路生活。我见到她时，她已经结交了一大把情人，但所有这些情史中没有一次让她感觉得到了足够的赏识。之所以来找我，是因为她患上了焦虑性神经功能障碍，自己无法摆脱。为得到赏识，她一条路走不通又另试一条。她开始拿自己的痛苦和困扰来折磨家

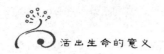

人,让他们担心。除非获得她的允许,否则任何人任何事都做不得。她又哭又闹、寻死觅活,在整个家里横行霸道。我费了很大劲,才终于让她认清自己的处境,认识到问题所在:在青春期里,她把设法找到一条出路来让自己摆脱不受人赏识的感觉这点看得实在过重。

青春期阶段,男孩、女孩都往往高估和夸大两性关系。他们急于证明自己已经长大,且会矫枉过正。比方说,如果一个女孩总是跟妈妈对着干,总以为自己受到了压制,那她便会频频与接触到的男人随便发生关系,以此抗议。她不会在乎妈妈会不会知晓,实际上,要是能让妈妈担心她反倒更开心。我见过不少女孩,跟妈妈或者爸爸吵过架之后,就会从家里跑出去,随便找个男人与之发生关系。这些女孩通常都是人们眼中的乖乖女,家教甚好,是最最不可能发生这种现象的孩子。我们理解,这些女孩其实并没有错,只是心理准备不足。她们自认处在不利的地位。如何争取有利位置、让自己变得强大,这是她们所能想到的唯一办法。

很多娇生惯养的女孩发现很难适应女性角色。我们现有的文化始终给人一种印象,即男性比女性更占优势,其后果就是,她们讨厌做女人。这时,她们身上表现出一种我所称之的"阳刚抗议"。这种阳刚抗议有多种行为表现。有些情况下,她们只是嫌弃或回避男人;有些情况下,她们对男人倒是不讨厌,但在一起时却感觉不自然,不敢讲话,不愿意参加有男性在场的聚会,且常对性问题感到别扭。她们坚称,到了年龄自然会对结婚产生兴趣,但却很少以实际行动接近异性或与他们交朋友。有时我们会发现,进入青春期以后,她们对女性角色更为排斥。女孩变得更像个男孩,总希望模仿男孩,容易模仿他们身上的恶习,如抽烟、喝酒、说脏话、拉帮结派,或者性态度很随意。

通常她们如此解释,说要是不这样,男孩就不会对自己感兴趣。假如对女性角色的嫌弃进一步发展,我们就会发现同性恋或其他变态行为的征兆,再或沦落为妓女。几乎每一位妓女,早在年龄尚小时就已坚信,人人都不会待见自己。她们自认天生低人一等,永远得不到任何一个男人的真心疼爱和关注。这种情形下,我们完全可以理解她们会怎样自暴自弃,贬低自己的性别角色,将性仅仅视作赚钱的手段。这种对女性角色的嫌恶心理并不是青春期才形成。我们会发现,早在童年初期,她就不喜欢做女孩,只是那时还没有必要或没有机会表露这一态度。

受"阳刚羡慕"心理困扰的不仅仅是女孩,每一位过度重视阳刚气概,以此为理想但怀疑自己能力的孩子,都会表现出这一心理。由于我们的文化过于强调阳刚气概,这对男孩的考验丝毫不亚于女孩。如果说前者对自己的性别角色没有十足的信心,那后者则更是如此。很多小孩岁数不小时仍半信半疑,以为在某个时候,自己的性别还会改变。从两岁起,就务必要让孩子明确自己究竟是男孩还是女孩,这点至关重要。外貌偏向于女孩的男孩常会遭遇困难。陌生人有时会弄错他的性别,甚至家族里的亲友也会开玩笑说:"你真该是个女孩。"这类孩子极容易将相貌看作自身不足的标志,将婚恋问题看成是一项对自己过于严苛的考验。男孩如果对能否完全胜任自己的性别角色存有疑虑,那么进入青春期后往往倾向于模仿女孩,变得娘气十足;沾染上娇生惯养的女孩身上常有的恶习,时常把自己打扮得妖气十足、矜持做作、喜怒无常。

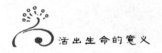

即便是在对待异性的态度方面培养是否得当这一问题上，其根源也往往可以追溯到孩子出生之后的四到五年间。婴儿出生后几周内，就会表现出明显的性冲动迹象，但在这一冲动能够找到合适的表现方式之前，切不可盲目采取任何措施，以免刺激其发展。如果不受外界刺激，顺其自然，我们就不会草木皆兵、小题大做。比方说，假如婴儿1岁之前身体出现局部感染，我们大可不必惊慌；相反，应当充分引导孩子，让他少关注自己的身体，多关心周围环境。假如无法制止孩子这种只关心自我的企图，则很可能属于另外一种情形。孩子另有其明确意图：他不只是机械地受制于性冲动驱使，而是在主动利用它，以此来达到自己的某种目的。通常而言，婴幼儿无非是为了吸引关注。他们能感觉到爸妈的恐惧和惊慌，并知道如何操纵利用这种情绪，以达到对自己有利的目的。如果其行为习惯不再奏效，无法继续帮助他吸引到爸妈的关注，他就会自动放弃这些习惯。

前文我曾说过，切忌在生理上刺激孩子。父母们对子女总是疼爱有加，孩子们也深爱着父母。为进一步表达爱意，父母们总喜欢拥抱或亲吻孩子。他们心里清楚，这种示爱方法并不恰当。他们不该如此残忍，以此刺激和挑逗孩子的情爱。同理，在心智方面刺激和挑逗孩子也不合适。很多孩子，包括不少成人，回忆起童年往事时，都无意间跟我讲过在爸爸书房里发现挑逗性图片，或者在看影片时被撩起的怦然心动的情愫。避免让孩子看到这类图片或者电影才是上上之策。

还有另外一种形式的刺激前文也已经提过，那就是坚持向孩子灌输既不必要、也不合适的两性知识。很多成年人似乎特别热衷于灌输性知识，唯恐孩子长大成人后仍然对性一无所知。

如果我们回头看看自己的过去，或者看看周围其他人的历史，就会发现这种担忧纯属杞人忧天，顺其自然才是良策。等到孩子自己表现出好奇，希望了解更多时，再行动也为时不晚。假如父母真心关爱孩子，即便孩子不说，他们也能感觉到孩子的好奇心。如果孩子觉得爸妈是值得交心的朋友，自然会主动向他们求教。这种情况下，父母理应按照孩子能够理解和接受的方式，对他们希望了解的问题适情予以解答。

此外，切忌在孩子面前表现得过度亲昵，这也是父母们比较明智的做法。最好避免让孩子与父母同居一室，更别提同卧一床。同理，也不建议让孩子跟兄弟姐妹共住一间屋子。父母必须密切关注子女的发育状况，切忌漫不经心、自欺欺人。假如父母对孩子的性格特征、所思所想了解不够，便无法知道孩子都受到了哪些影响、影响方式又是如何。

视青春期为一个极其与众不同的阶段，这几乎是普天下的一种固有思维。人们通常对人生发育的每一个阶段，都倾向于赋予一种高度独特的意义，就仿佛每一个阶段都意味着要有一次洗心革面、脱胎换骨。大多数人对更年期的态度就是如此。然而，这些阶段并不是彻头彻尾的改变，相反，只是人生前一阶段的延续，其间所发生的很多现象，究其根本并不具有任何关键性意义。真正至关重要的，是每个人对这些不同阶段的期待，赋予它们的意义，以及受过怎样的培养来应对这些阶段。人们往往对青春期孩子外貌上的剧变感到惊诧，仿佛看见魔鬼附身一般。如果我们理解得当，就一定能够发现，青春期的某些现实变化其实根本不会对孩子们产生多大影响，唯一的影响在于：所处的社会环境变了，他们自己的生活做派也需要相应调整。然

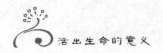
而他们往往以为，青春期意味着一切都已结束，自己全部的价值和意义都已不复存在。他们不再有权与人合作和奉献：没有任何人还需要自己。所有这些感觉，才是青春期一切问题和挑战的根源所在。

假如孩子自幼受过良好的培养和教育，将自己视为社会平等的一员，懂得自己所肩负的奉献使命，尤其值得一提的是，假如他受过良好的教育，将异性视作地位平等的朋友和同盟，那么，青春期于他而言不过是一种全新的机遇，让他有机会去充分施展创造力，独立应对和解决成人生活中的各种问题。假如他自以为低人一等，或对自身境况理解不当而备感苦恼，他在进入青春期之后，便会对突如其来的自由准备不足。如果身边有个人能够时刻敦促他去完成义不容辞的责任，他倒是也能出色完成。但一旦让他独当一面，就变得怯懦不前，以失败告终。这种孩子对于俯首听命、按部就班的任务倒是非常合适，但一旦获得自由却会变得无所适从、茫然无措。

第九章

切莫让好胜心用错了地儿
——犯罪及其预防

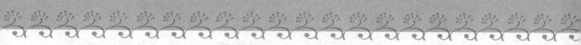

　　罪犯的一切行为、一切态度都表明，他也在努力追求卓越，解决问题，征服困难。他与正常人的差别在于他努力的方向有别于人。而之所以会选择沿着这一方向努力，只是因为他未能正确了解社交生活的要求，对人类同胞漠不关心。一旦我们认识到了这点，他的一切行为举止就很容易理解了。

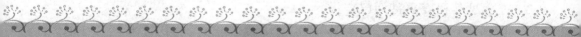

通过个体心理学，我们对不同类别的人开始有所了解；毕竟，人和人之间的差异并不是真的俨如天壤之别。从罪犯身上，我们可以发现其与问题儿童、神经官能症患者、精神病、寻短见者、酒鬼以及性变态等群体有着相似的失误。他们的问题都出于对待人生重大问题的不当态度，而且，有一点非常明显且不容置疑，那就是：他们失误的方式也完全相同。他们中的每一个人都缺乏对社交的兴趣，都对周围人类同胞漠不关心。然而，即使在这一点上，我们也无法轻易将他们一眼识别出来，就仿佛他们都与周围人截然相反一般。没有任何人堪称合作意识或社交情感的完美典范；罪犯的失误也不过是普遍失误中的一类，只不过其程度更甚而已。

　　另外还有一点对我们了解罪犯也非常必要，在这一点上他们与我们普通人十分相似。我们都渴望克服困难，都在努力实现一个共同的未来目标，一旦达到这一目标，就会自觉强大、优越、完整。杜威教授将这一倾向称为对安全感的追求，这一说法十分恰当。也有人称之为努力维护自我意识。不过,无论我们赋予它何种称呼,从全人类身上都始终具有这一行为主线,即努力由劣等向优等、由失败向胜利、由低层向高层迈进的过程。这一努力过程从童年早期便已开始显现,一直延续到生命终结。人生意味着在这个星球上求得生存,超越障碍,征服困难。因此,如果从某位罪犯身上观察到与此完全相同的倾向,我们也大可不必感到意外。罪犯的一切行为、一切态度都表明,他也在努力追求卓越,解决问题,征服困难。他与正常人的差别在于他努力的方向有别于人。而之所以会选择沿着这一方向努力,只是因为他未能正确了解社交生活的要求,对人类同胞漠不关心。一旦我们认识到了这点,他的一切行为举止就很容易理解了。

关于这一点我在此需要特别强调,因为有人并不认同。他们认为罪犯都是人类中的另类,与普通人本质上就不相同。比方说,某些科学家断言所有罪犯都是心智不健全的人;有些人特别强调遗传的作用,认为罪犯天生就是坏人,犯罪是种不能自抑的本能;还有些人主张,犯罪是一种由环境注定、不可逆转的现象。一朝沦为罪犯,便永远都是罪犯!如今我们拥有大量证据,完全可以驳倒上述这些观点;此外我们也应意识到,假如接受上述观点,也就意味着我们被剥夺了解决犯罪问题的全部希望。我们都希望能在有生之年彻底铲除这一人类灾难。纵观全人类历史,犯罪自古以来都是一种灾难,不过当今我们迫切希望能够有所作为,绝不能以"这都是遗传,你拿它没办法"为借口,从而心安理得置之不顾。

无论是遗传还是环境,所谓强迫性因素都根本不存在。同样家庭、同样环境下生活的孩子,发展轨迹却可能截然不同。有

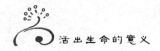

时，清清白白的家庭里可能突然冒出一个罪犯；有时，在历史记录极差、蹲监狱、进感化院几乎是家常便饭的家庭里，时而也会有孩子出淤泥而不染，行为秉性都非常优秀。同样，罪犯在晚年改过自新的情况也不乏其例；入室盗窃成性的罪犯，到了三十几岁之后突然消停下来，洗心革面成了好公民，这样的事例往往令犯罪心理学家们困惑不解。如果说把犯罪当成是种与生俱来的瑕疵和缺憾，或者说是一种由环境植入、不可逆转的趋势，那么，上述诸多事例便无从理解。但从我们这方的观点来看，这些现象却很好理解。或许是因为当事人赶上了相对有利的条件，面对的压力小了，生活做派中的错误不再凸显于表面；或许是因为他已经得到了自己所希望得到的；再或许，因为他变得老迈体胖，不再适合犯罪生涯：比如关节变得僵硬，翻墙越户变得困难，继续从事入室盗窃便成了一项艰难的挑战。

往下继续讨论之前，我想首先排除所有罪犯都已失去理智这一观点。的确，有些精神病患者会犯罪，但这种犯罪属于一种截然不同的类型。我们无法追责这类罪犯：他们之所以犯罪，是因为我们完全无法理解他们，对待他们的方式欠妥。同理，我们也必须排除心智发育不全的罪犯，因为这类人充其量不过是被人利用的工具而已。真正的罪犯，指那些有预谋实施犯罪行为的人。他们描绘出一幅无限美好的未来图景，唆使和挑逗起意志薄弱者的幻想和野心，自己却躲在幕后，由被撩拨挑逗起来的牺牲品去实施犯罪、冒遭惩罚的风险。当然，对于经验丰富的惯犯唆使和利用年轻人犯罪这类案例，上述道理同样适用。预谋和策划犯罪的往往都是老手和惯犯，实施犯罪的却是被误导和诱骗的年幼孩童。

现在让我们把视线转回到我前面所说的行为主线，即每一位罪犯，也包括我们每一个人，都在努力争取胜利、达到最终所渴求的位置这一主线。这些目标类别不同、差异巨大。我们发现，罪犯的目标无一例外都是希望以个人或主观的方式争强斗胜，占据有利地位，所追求的目标往往对他人毫无贡献。他拒不合作。社会需要其每位成员都拥有一项共同的、有用的品质，我们每个人也需要彼此都拥有这一品质，即合作能力。但罪犯的目标中却不包含"有益于社会"这一要素，这也恰恰是每一位罪犯一生之中表现最为突出的一个方面。后文我们将探讨这一问题的成因。在此我想首先明确一个观点，如果我们真心希望读懂一名罪犯的心理，首先必须搞清他在与人合作方面失误的程度有多高、性质如何。罪犯们的合作能力各不相同，有的失误非常严重，有的相对次之。例如，有些人只局限于犯一些轻微罪过，一般不会逾越其边界；而另一些人则倾向于重大犯罪。有些人是主犯，其他则是从犯。为弄清楚各种犯罪的不同类型，我们必须进一步深入剖析某一位罪犯具体的生活做派。

一个人的代表性生活做派通常很早便已定型，大约四五岁时就已基本展现其主要特征。因此，我们不能想当然地以为改变一个人的生活做派是件容易的事。它代表着一个人的根本个性，只有明白了其形成过程中发生了哪些过错，才有望将其改变。由此我们就可以理解，为什么很多罪犯虽然屡经惩罚、频频遭到羞辱和唾骂、被剥夺了社会所能予以的一切好处，却仍然拒不悔改，一而再地犯下同样的罪行。驱使他们犯罪的原因并不是经济困难。诚然，时事艰难、生活负担相对较重时犯罪现象会有所增加。数据显示，有的时候犯罪数量会随着小麦价格的上

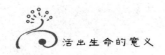

涨而相应增加。但没有迹象表明经济局势是引发犯罪的直接原因。倒不如说它更像一个标志,表明很多人在行为方面受到局限。换而言之,他们的合作能力存在一定的极限。一旦达到这一极限,便再也无法继续贡献。合作能力中残存的最后一点储备已消耗殆尽,于是他们开始诉诸犯罪行为。从其他一些事实中我们也可以发现,很多人在顺境时不会犯罪,但一旦遇上麻烦且心理准备不足时,就可能沦为罪犯。因此,真正至关重要的因素还是一个人的生活做派,以及他面对问题时的解决方法。

个体心理学的发展经历了很多,现在我们终于明确了很简单的一点,那就是,罪犯对他人漠不关心。他只是在一定程度内能够与人合作,一旦超出范围,便可能转而采取犯罪行为。合作能力消耗殆尽的情况,通常会出现在一个人面对一项超出本人应对能力的巨大困难时刻。留意一下我们人人都不可避免需要面对的人生重大问题,再留意一下罪犯似乎无法成功解决好的问题,我们将会有一个非常耐人寻味的发现。归根结底,我们每个人一生中所需面对的问题,似乎都不外乎社会交往问题,除此之外别无其他;而要想解决好这类问题,就离不开对他人的关爱和兴趣。

个体心理学启示我们,人生所有的问题可以划分为三个大类。

首先我们考虑人际关系问题,也就是朋友情谊问题。罪犯偶尔也有朋友,但仅局限于惺惺相惜的同类。他们可能拉帮结派,甚至彼此之间也会表现出一定程度的忠诚信赖。但我们也会随即发现,他们的活动领域大大缩小,不可能与宏观社会中的普通人建立友谊。他们将自己放逐在正常社会之外,惶惶如流亡之徒，不懂得如何才能与其他同胞安然共处。

第二大类问题涉及与就业相关的方方面面。假如有人问及这些问题，估计相当数量的罪犯都会回答："你不知道我工作的条件有多糟糕。"他们认为工作很糟糕，不愿意如正常人那样努力去面对和解决这些困难。拥有一份有益于人的工作，也就意味着你需要关爱他人，心甘情愿为他人福祉而自我奉献；但这却恰恰是罪犯人格特征中欠缺的一点。缺乏合作精神的问题早在一个人童年时期就会有所显现，因此很多罪犯在面对就业问题时都准备不足。相当多的罪犯都没有接受过必要培训、缺乏相关技能。如果追溯一下他们的过往历史，你就会发现，早在上学期间甚至更早，他们在这一方面的发展便遭遇过阻碍，以致丧失了对他人的关爱之心。他们从来不曾学过合作。合作意识的形成需要培养和教育，而这些罪犯却从未接受过这种培养。因此，如果说他们在就业问题面前遭遇失败，我们不能将责任完全归咎于他们。这就好比要求一个从来没学过地理知识的人来参加地理考试，其结果只能有一个：要么回答错误，要么全然放弃作答。

第三大类问题涉及所有与爱相关的方面。恩爱美满、硕果累累的爱情生活同样需要彼此真诚的关爱与合作。有一点颇能说明问题，被送入感化院的罪犯中，约半数进院时都患有某种性病。这很可能表明，他们希望找到某种捷径，以此来逃避爱情生活中遇到的问题。他们往往将另一半仅仅视作一件财物，觉得爱情可以通过金钱买得。性生活对这种人而言只是一场征服和占有的游戏，是他们理应占有的一种物件，而不是生命中携手相依的彼此陪伴。很多罪犯会说："如果不能得到我想要的一切，

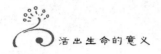

那活着做什么?"

　　现在我们不难知道,对付罪犯该从何处下手。首先必须培养他们学会合作。如果只是将他们关在感化院里,恐怕不会起到多少实质性作用。放任不管,则可能对社会构成威胁,在当前背景下,显然这一方法根本不可想象。必须确保社会免受罪犯威胁,但做到这点绝不意味着这可以万事大吉。我们还必须思考:"既然他们对社会生活准备不足,我们又该如何对待他们呢?"在人生所面临的大问题方面缺乏合作意识,这绝不只是微不足道的小缺憾。日常生活中的每时每刻我们都需要合作,从我们看问题、讲道理以及倾听他人的方式上,就可以看出每个人合作的能力和程度。如果我观察得没错,罪犯看问题、讲道理以及倾听他人的方式明显不同于其他人。他们拥有一套全然不同的话语体系,我们可以理解,正是这一差异阻碍了他们的智力发育。正常人讲话时,我们希望所说内容简明易晓。易晓性本身就是一种社交要素,我们赋予每一个词汇相同的解释,我们所理解的意义,恰恰也正是其他每个人所理解的。而罪犯则不同,他们有一套自己专属的逻辑和知识体系。这点我们可以通过他们对犯罪行为的解释得以验证。他们既不愚蠢,也没有心智低下。假如我们承认他所臆想的个人优越性目标有其合理一面,那么就有可能发现,他们的逻辑推论其实相当合乎情理。某一名罪犯可能这样解释:"我看见一个人穿了条很好看的裤子,而我没有,因此我必须杀了他。"假如我们承认实现他的这一欲望很重要,而且也没人要求他必须靠积极有益的手段谋生,那么他的结论其实很聪明,只不过不符合我们通常遵循的情理而已。最近匈牙利发生过一起刑事案件,多名妇女投毒谋害了多条性命,其中一名被关进监狱时说："我儿子得了病,而且游手好闲,我没有办法,只能毒死他。"如果她排斥合作,那除此之外又能怎么做呢? 她很聪明,但看待问题的方法不同,持有一套与众不同的统觉系统。因此我们不难理解,假如罪犯看上了什么东西并且想要通过捷径得到时,他会作何推理——他很可能以为,必须从这个充满敌意的世界里把它抢夺过来,因为他对这个世界丝毫不感兴趣,甚至仇视它。困扰他们的是错误的世界观,是他们对自己以及他人重要性的错误估测。

不过,他们合作意识的欠缺还不是最值得关注的一点。所有罪犯都是懦夫,都在试图逃避自认无力解决的问题。抛开犯罪行为不谈,从他们面对生活的方式上,我们可以清楚地看出其懦夫本性。此外,就是从所犯罪行中,我们同样也能看出其懦夫本性。他们躲在黑暗中,与世隔绝,试图以此保护自己;他们醉心于突袭,喜欢趁对手不备时抽出武器发起攻击。罪犯们自以为勇敢,但我们却不应被这点迷惑。犯罪行为只不过是懦夫的东施效颦,并非真正的英雄行为。他们所追求的,不过是种虚幻的个人优越感,他们渴望相信,自己就是英雄。然而,必须再次强调,这只是一种错误的统觉体系,是常识情理的迷失。我们知道他们是懦夫,而且假如他们也清楚地意识到这点,那无疑是对他们的一种重大打击。他们自以为可以战胜警察,其虚荣心、自豪感因此而膨胀,常常以为:"我永远不会露馅儿。"但不幸的是,如果仔细审视每一位罪犯的历史,相信他们都曾有过犯了错却侥幸逃脱的经历。这一事实的确令人闹心。即便的确给逮个正着,他们也会感觉:"这次算我大意,下次一定能智胜他们。"如果侥幸逃脱,他们便感觉达到了目标,自视高人一等,一定能

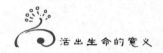

活出生命的意义

得到同伙兄弟们的羡慕和赏识。

　　罪犯都很聪明、很勇敢，这是一种极为普遍的误解，我们必须打破它。但从哪里下手呢？我们不妨从家庭、学校和感化院入手。有时，我们不得不将责任归咎于父母。也许是因为妈妈不够称职，未能调动孩子与她合作的意愿，比如说，她本人太过于强势、无坚不摧，以致没人能插上手帮她；再或者，她本人就不具备合作意识和能力。在关系不和睦、婚姻破裂的家庭里，合作精神往往得不到很好的培养。孩子最初的纽带是妈妈，或许是妈妈不愿意让孩子的社交兴趣扩展到包含爸爸、其他兄弟姐妹及成人的范围；或者是因为孩子自认为是家里的老大，总是称王称霸；再或者，在他 3 岁或 4 岁时，家里又新添了孩子，令他感觉自己被从原先的位置上赶了下来，因此倍感受挫，拒绝与妈妈或新来的弟妹合作，这些都是需要考虑的因素。如果追溯一下罪犯的成长历程，几乎可以无一例外地发现，问题早在家庭生活经历早期就已经初露端倪。归根结底，起关键作用的不是环境本身，而是孩子对自身地位的理解偏差，而身边又没有一位合适的人及时向他解释清楚。

　　假如家中某一位孩子尤其出众或天赋异禀，那么其他孩子的日子无疑将会极不容易。这个孩子吸引了绝大部分关注，其他孩子会因此感觉失落，进而发育受挫。他们很可能拒不合作，因为他们渴望竞争却信心不足。我们常常发现，生活在别人影子之下、又没有人告诉他该如何充分发挥自己能力的孩子，其成长发育过程往往极不愉快。在这类人之中，常常有罪犯、神经病患以及自寻短见者的身影。

　　假如某个孩子合作意识不足，那么从他上学第一天起，我们

192

就可以通过其行为表现观察出来。他无法与其他孩子交朋友，也不喜欢老师，注意力不集中，课堂上不注意听讲。假如不能理解体谅他，很可能导致他遭受另一重打击。不仅没有人对他予以鼓励，引导他学会合作，相反，迎接他的只是批评和责骂。难怪他会更加厌恶上课！只要他的勇气、自信心时刻都在经受着新的打击，那就不可能指望他会对学校生活产生兴趣。略加留意一下某位罪犯的生平，你往往都会发现，都到了13岁的年纪，他却仍然停留在四年级，并时常因蠢笨而挨批。就这样，他日后的整个人生都受到危及，对他人的关爱和兴趣每况愈下，所追求的个人目标也日益转向有百害而无一益的一面。

贫困同样为错误地解读人生提供了契机。出身贫寒的孩子走出家门之后可能遭遇来自社会的歧视。他的家庭面临诸多缺憾和不幸，日子举步维艰，生活满眼辛酸。或许，他本人也不得不在童年很早的时候就开始外出打工赚钱、补贴家用。日后，当遇上生活养尊处优、一切都想买就能买的富人时，他很可能心有不平：凭什么他们就有权纵情享乐，而我却不能？不难理解大城市犯罪率为什么如此之高，因为极度贫困与极度奢华之间的对比如此鲜明。没有任何一种积极有益的人生目标源自于妒忌心理，但生活在这种环境下，孩子极可能形成错觉，误以为通往优越地位的路径在于不劳而获得到金钱。

自卑感同样可能源自某种器官性缺憾。这是我本人的重大发现之一，它为神经学、精神病学领域中的遗传理论铺就了道路。不过，从一开始，在著书论述器官性缺憾及其心智补偿机制时，我就意识到了其危险性。过错并不在于器官，而在于我们的教育方法。假如方法得当，患有器官性缺憾的儿童对他人也能

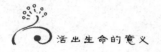

满怀关爱,恰如关爱自己一般。受器官性缺憾困扰的孩子之所以会只在意自己,不过是因为身边没有合适的人正确引导,培养起他对旁人的关爱和兴趣。很多人都受内分泌失调困扰,但我必须明确声明一点,我们永远也无法说清楚绝对正常的内分泌腺体功能应该是什么样子。人类内分泌腺体功能可能千差万别,但多数情况下都不会对人的性格形成产生不利影响。因此,这一因素必须予以排除。假如我们希望找到正确的方法,将这些孩子也培养成为健康善良的人类同胞,乐于合作、关心他人,这点就尤为重要。

罪犯中有很多孤儿,在我看来,未能培养起这些孤儿的合作精神是我们当今文化的极大耻辱。与此类似,罪犯中很多是私生子,因为身边没有人来调动和赢得他们的爱心,并将这份爱心迁移至周围的其他人。无人疼无人爱的孩子往往诉诸犯罪行为,当他们能够感觉到,并且清楚地知道没人待见自己时,情况尤其如此。此外,罪犯之中也不乏相貌丑陋者。有人曾拿这点作为证据,试图证明遗传的重要性。但是我们不妨设想,一个孩子如果长相丑陋,那将是何等感受!他将处在一种极端不利的境况之下。他也许是不同种族结合的产物,这种结合孕育出来的孩子相貌不够英俊悦目,甚至受社会歧视。如果说这种孩子相貌丑陋,那么他一辈子都将背负沉重的负担:他将难以拥有我们每个人都如此喜爱的一件事,即纯真美好的童年时光。但如果能够得到妥善的对待和照顾,完全可以培养起所有这些孩子健康良好的社会兴趣。

还有一点非常耐人寻味。在罪犯之中,我们有时也会发现某些相貌出众、仪表堂堂的青春少年及成人。如果说前面那一类罪犯可以看作是不良基因遗传的受害者，其犯罪倾向与手掌畸形、唇腭裂等生理缺憾一并由先天遗传而来，那么，对这些相貌英俊的罪犯，我们又该作何解释？实际上，原因同样是因为他们幼时所处的成长环境不利于培养其社交兴趣，他们都曾被娇生惯养、纵容溺爱。你会发现，罪犯可以分为两大类。一类从来不知晓同胞情谊为何物，也从来不曾体验过这种情谊。这类罪犯仇视其他所有人，相貌凶狠，视每个人为敌，因此从来就不曾有过受赏识的经历。另一类则属于娇生惯养、被宠坏的孩子。我注意到，从囚犯们的抱怨中，常常可以听到一种声音："我之所以走上犯罪道路，都是因为妈妈过于溺爱。"关于这一点我们还有很多可说，不过在这里我只想强调，不管原因如何，罪犯们都没有受到充分的培养教育，未能养成足够的合作意识。父母或许都曾望子成龙，强烈希望将子女培养成为健全的人，可惜却不懂得如何才能达到这一目的。如果他们过于独裁、过于严苛，便不可能有机会成功。如果他们过于纵容和娇惯孩子，时刻将他摆在舞台中央，孩子则很可能受到错误引导，自以为天生就高人一等，而忽略了只有通过积极努力才能赢得同伴的赞誉。因此，这类孩子往往会丧失奋斗的能力，时刻依赖于他人的照顾而只求索取。如果找不到轻松的办法获得满足，便怨天尤人、迁怒于周遭环境。

接下来我们看一些实例，虽然说这些案例并不是专为这一目的而写的，但我们不妨借来一用，看看上述见解是否可以从中得到验证。我举的第一例出自于谢尔顿和埃莉诺尔·格鲁克所著《罪犯经典五百例》中"死心塌地的约翰"这个案子。这个孩子对自己犯罪生涯的源起解释如下：

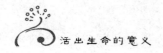

　　我从来没有想过会放任自己。十五六岁之前，我跟其他多数孩子都一样。我喜欢体育，积极参与其中。我从图书馆借书看，严格守时，如此等等。爸妈把我从学校叫回来，让我上班，拿走我的全部工资，每周只留给我50分钱。

他这是在指责别人。如果继续追问他与父母的关系，让我们看到他的家庭整体境况，就能了解到他所经历过的生活究竟是什么样子。目前，我们只能权且把这点看成是他爸妈合作不当的证据。

　　我工作了大概一年，然后开始跟一个女孩交往，她十分贪图享乐。

罪犯生涯中我们常常遇到这种情况：他们跟贪图享乐的女孩扯上了关系。不知你还记不记得我们前面提到过：这个问题可以考验一个人的合作程度。他跟一个贪图享乐的女孩交往，可是每周只有50分钱可以支配。平心而论，我们得承认，这不是解决恋爱问题的真正办法。比如说，还有很多其他女孩可选。他走的路不对。要是遇上类似情形，我会告诫自己："如果她贪图享乐，她就不是我合适的选择。"所有这些，都是因为我们各自对人生究竟什么最重要的判断不同。

　　如今这年头，靠一周50分钱不可能给女孩她需要的享乐。老爸也拒绝给我更多。我很头疼，心中总是在想：怎么能赚到更多的钱？

按照常理可能会想："或许该多找找，看有没有挣得多的活。"但是他图省事，想要得到女孩只是为了贪图自己痛快，不为其他。

> 随后有一天，一个伙计走进了我的生活，我们由此相识。

当一名陌生人走进他的生活时，这是对他的另一次考验。一位具备良好合作能力的孩子不可能轻易受到诱惑。这个孩子所走的路，使得他可能遭遇诱惑。

> 他正是那种"对路的伙计"（也就是说，一名很好的小偷：人聪明，又有能力，对这一行当非常熟悉，能"跟你患难但不会坑你"）。我们一块做了不少活，都成功脱了身。自那以后我就一直在做。

我们听说，他父母有自己的房子，父亲是一家工厂的工头，全家只能勉强维持生计。家里共有三个孩子。在他走上邪路之前，没听说过家里有人犯过事。我很好奇，那些对遗传作用笃信不疑的科学家们会如何解释这个案子。他承认 15 岁那年曾有过与异性的性经验。我相信有人会说他性欲过盛。但是，这个孩子对他人根本不感兴趣，只希望纵欲享乐。人人都可能纵欲过度。他所寻找的是在这方面得到赏识，也就是渴望成为性英雄。16 岁那年，他跟一位同伴因入室盗窃遭到逮捕。随后我们又发现了他所感兴趣的其他几个方面，进一步证实了我们前面的分析。他希望靠相貌征服别人，希望吸引女孩注意并用金钱得到她们。他头戴阔边礼帽，手拿红色的印花大手帕，腰带里别着一把左轮手枪，还给自己起了个西部悍匪的名字。他其实是

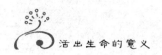

个很爱虚荣的孩子,渴望显得像个英雄,但却找不到其他办法达到这一目的。对所有指控,他统统供认不讳,并且"还远不止这些"。对于财产权,他根本没有任何顾忌。

我觉得人这一辈子根本不值得过。对人们通常所说的人性,除了强烈鄙视,我没有其他任何感觉。

所有这一切,看似有意识的思维,其实都是无意识的。他根本就不理解这些想法,不知道所有这些整体叠加起来意味着什么。他感觉人生是种负担,但却不知道自己为什么会灰心失望。

我渐渐开始不相信任何人。人们常说小偷不会相互拆台,但实际上他们常常这么做。我曾跟一个伙计共事,我真心待他,可他却跟我玩阴的。

要是我想要钱就能得到钱,我也会跟其他每一个人那样诚实。换句话说,要是我有足够的钱,也就可以不用干活,想干什么就干什么。我从来就不喜欢劳动,我讨厌劳动,永远也不会去劳动。

关于最后这一点,我们可以试着将它解析如下:"我这一辈子之所以这样,责任完全在于情绪受到了压抑。我不得不压制着自己的愿望,所以最后沦落成了罪犯。"这一点非常值得我们深思。

我从来没有说过会为了犯罪而去犯罪。当然,驾着车来到某个地方、干完活然后顺利逃离现场,这个过程本身在一定程度上也的确"很刺激"。

他认定这是种英雄气概,不觉得它是懦夫的表现。

> 曾经有一次,在被抓之前,我有价值 14000 美元的珠宝。但除了去找我的妞之外,我不知道还能干些什么,所以兑出来的现金只够支付去找她的开销。随后他们抓住了我。

这些人靠花钱赢得女孩芳心,因此总是能够轻轻松松地得手。但他们以为这就是真正的胜利。

> 他们在监狱这里设有学校,只要有能受教育的机会,我都会去,不是为了自我悔改,而是为了让自己对社会更危险。

这一说法反映了他对人类持着一种十分恶毒的态度。但是他根本不需要人类。他说道:

> 我要是有个儿子,我会拧断他的脖子。你觉得我会为把一个活生生的人带到这个世上感觉愧疚吗?

现在,我们该如何来改造这样的一个人呢?除了提高他的合作能力、给他指出他关于人生的理解和判断究竟是哪里出了错之外,别无任何途径可循。只有通过追溯其童年早期就存在的认识误区,我们才有可能说服他。这起案子里我不知道他的童年到底发生了什么。在这则故事里,讲述人关注的重点没有放在我认为的关键点上。童年时的某种经历,致使他决意与全人类为敌。如果非要我推测的话,我会猜测他可能是家中的老大,一开始曾备受溺爱,通常家中的老大都是这样。后来,随着

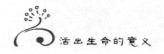
另一个孩子出世,他感觉自己的地位被剥夺。假如我说得没错的话,你会发现,有时如此微不足道的一件小事,也能成为阻碍合作能力健康发展的绊脚石。

约翰接着说,在他接受改造的那家劳教所里,曾遭到过虐待,因此他出来时怀着对社会的强烈仇恨。从心理学家的角度来看,在监狱中,任何严厉的惩罚都是挑衅和激将,是对羁押人忍耐力的考验和磨炼。同理,要是罪犯们总是频频听人训诫:"我们必须终止这一波犯罪浪潮。"那么往往会视其为挑衅。他们渴望成为英雄,巴不得有机会落在头上,以证明自己有多勇敢。他们会将这当成一种竞技项目,认为这是整个社会在和自己叫板,于是更加冥顽不化、变本加厉。要是一个人觉得自己是在跟整个世界对抗,那又有什么能比挑衅他更让他感觉"刺激"的呢? 在问题儿童教育方面也同理。最严重的错误就是挑衅他们:"我们就偏要看看谁更强硬! 看谁能耗得最持久!"与罪犯一样,这些孩子也痴迷于追求强悍。他们知道,只要自己足够聪明,就一定能逃脱。在感化院,他们有时会刻意激将罪犯,这种举动其实相当不明智。

下面我给大家看一段日记,日记的主人是一位被处以绞刑的谋杀犯。他残忍地谋杀了两个人,犯罪之前他把杀人动机记录了下来。这给我提供了机会,来了解和勾勒罪犯谋划犯罪行动过程中的心路历程。没有人会不经事先筹划就去实施犯罪,而筹划过程势必会包含为其行为自我辩解的环节。翻遍所有忏悔文献,我还从来没有发现过一例,罪犯会将自己的罪行说得轻描淡写、简短明了,也从没见过一例,罪犯不是在刻意为自己辩护和开脱。从这里我们可以看出社会情感的重要性。即使是罪犯,在社会情感面前,也会发现自己不得不寻求和解。与此同时,动手实施犯罪之前,他必须做好心理准备,将内心的社会情感统统予以扼杀,突破社会良知的围墙。正因如此,在陀思妥耶夫斯基笔下,拉斯柯尔尼科夫连续两个月躺在床上,苦苦思索着是否该实施犯罪。他在脑海中不断追问自己:"我究竟是拿破仑,还是一名卑鄙的小人?"罪犯们往往靠这种幻想来自欺欺人或自我激励。事实上,每一位罪犯心里都知道,自己站在人生旅途中百无一益的一面,也知道积极有益的一面应该是什么样子。然而出于懦夫心理,他对此拒不接受;而之所以懦弱,是因为他不具备有益于社会的能力。面临的所有问题都需要靠合作才能解决,而自己在合作方面从未接受过相应的培训。及至后期,罪犯迫切需要卸下心里的重负,于是,情况往往会如我们前文所述那样,他开始为自己的行为辩解,寻找各种能让自己显得'情有可原'的借口。"他是个病人,而且游手好闲。"如此等等。

以下是这篇日记中的选段:

> 我的人民遗弃了我,我成了被嫌恶和歧视的对象,巨大的痛苦几乎要将我吞噬。没有任何事情可以阻止我。我再也无法忍受。或许我可以认命,接受被遗弃的现实;但是胃,我的胃,却拒绝服从指使。

他刻画出一幅令人同情的画面。

> 有人预言我会死于绞刑架,不过想法随之而来:"饿死,或是绞死,两者又有什么区别?"

有一起案例中,一位孩子的妈妈预言说:"总有一天你会把

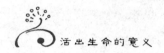

我勒死。"结果在 17 岁那年,这个孩子果真勒死了她。预言和激
将有着类似的作用。

> 我才不管什么后果呢,反正都得死。我只是无名的尘
> 埃,任何人都跟我没有任何瓜葛。我渴望的女孩远远躲
> 着我。

他渴望吸引这位女孩,可是既没有华美的衣裳,又没有钱
财。他将这位女孩视作一份财产。这就是他解决婚恋问题的
办法。

> 结果都一样。我必须得到,无论这意味着救赎还是
> 毁灭。

尽管篇幅所限不容我更多解释,在此我还是要说一点,所有
这类人都喜欢暴力对峙或二元对立。他们俨如孩童,要么全部
得到,要么什么也不要。"饿死或绞死""救赎或毁灭"。

> 一切都已计划好,时间就在周四。目标已经选定,我在
> 等待时机。一旦机会到了,那就将是一件惊天动地的大事,
> 不是人人都能够做得到的大事。

他是自己眼中的英雄:"这很可怕,不是什么人都办得到。"
他拿着刀,突然袭击,将一个人活活杀死。不是每个人都能做
得到!

> 如同牧人驱赶羊群一般,饥饿驱使人走向最阴暗的罪
> 行。或许我将再也见不到明天,但我不在乎。最最糟糕的

事莫过于忍受饥饿的煎熬。我仿佛身患绝症,痛苦不堪。当他们坐在法庭上对我进行裁决时,那将是最后一桩烦恼事。一个人必须为他的罪恶付出代价,但死亡总比饥饿好。假如死于饥饿,我不会引起任何人注意。可是,想想现在,将会有多少人集聚在那里!说不定还会有人为我感到惋惜。既然主意已定,那就要付诸实施。今夜我所经历的恐惧,恐怕从未有人经历过。

可见,他终归称不上英雄,尽管他坚信自己是!接受交叉质询时,他说:"尽管我没有打到致命部位,但还是犯了谋杀罪。我知道自己注定走向绞刑架,可是,那人穿着那么鲜艳华美的衣服,我知道自己永远不可能拥有。"他不再说饥饿是原因;衣服成了他一口咬定的理由。"我不知道自己在干什么。"他说。类似的情形比比皆是,尽管表现方式不尽相同。有时罪犯在行动之前会先把自己灌醉,以便可以不管不顾、不负责任。所有这些都证明,为了突破社会利益的围墙,他们内心需要经过怎样艰难的挣扎。我相信,每一篇犯罪生涯的记录都可以为我所提出的每一个观点提供相应证据。

现在,问题真真切切摆在我们面前,那就是:该怎么办?假如我的观点没错,那么,在每一名罪犯经历的背后都有一种现象:某一位对社会毫无兴趣、在合作方面不曾受过妥善培养的人,却致力于追求虚幻的个人优越地位,这我们该如何应对呢?与对待神经病患一样,除非我们能成功赢得他的合作,否则对待罪犯我们将束手无策。这点我无论如何强调都不为过:只要我们能够调动起罪犯对人类福祉的关心,调动起他对其他人的关

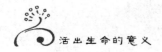

心，能够培养起他的合作意识，引导他走向通过合作解决人生问题的路子上来，一切便有十成把握。如果做不到这一点，我们将注定徒劳。这一任务并不像看上去那样容易完成。要想赢得他的合作，我们所能指望的途径既不能是让他轻易逃避，也不能是对他刻意刁难；要想赢得他的合作，我们不能只是单纯指出他的错，与他展开论辩。他主意已定，看待世界的方式早已定型多年。如果我们想要将之改变，就必须找到根源。我们必须找出其失误最初出现于什么场合，什么样的因由激发了这些失误。其性格中的主要特征基本在 4 至 5 岁时就已形成。早在那时，他对自己、对周围世界的错误看法就已显现。纵观其整个犯罪生涯，我们都可以发现这些错误的清晰印迹。我们所需要了解并予以纠正的，恰恰是这些最原始的错误。我们必须甄别出其态度的最初发展过程。

随后的生活中，他将每一次经历都当成是为自己的个人态度进行辩护的证据；假如某一段经历与他的认知体系不完全吻合，他便会反复寻思酝酿，反复打磨篡改，直到让这段经历变得更好地融于自己的认知体系。假如某人持如下观点："别人都在利用我，羞辱我。"那么，他就会千方百计找到大量证据，以证实自己的观点。他会刻意去寻找那些人们很少注意的细节证据。罪犯只对他本人及其观点感兴趣，他有自己的视听方式，对于与自己人生解读不相吻合的事情，他丝毫都不会在意。因此，除非我们能够站在他的解读角度，了解他观点的培养和形成过程，甄别其态度最早出现的方式，否则就几乎不可能说服他。

这便是体罚鲜能奏效的原因之一。罪犯会将体罚当成一种证据，以此证明整个社会都对他怀有敌意，无法与之合作。类似情形很可能在他上学时就曾发生过。由于没有受过合作方面的培养，他的功课很差劲，或者在课堂上调皮捣蛋，因此总是受到责骂和惩罚。这能起到鼓励他合作的作用吗？只能让他对周围环境感觉更加无望，以为所有人都在与他作对。试想，假如终日生活在一个注定要受责骂和惩罚的氛围下，我们中有谁能够培养起对它的好感来呢？孩子身上残存的一线自信也彻底被抹杀，对学业、老师以及同学统统失去了兴趣。于是，他开始逃学，躲藏到不易被人发现的角落。在这些地方，他开始结识和自己有同样经历、走过相同道路的孩子。这些孩子与他惺惺相惜，不仅不责骂他，反而极尽恭维，怂恿其野心膨胀，进而激起他在某些对人生毫无意义的方面留下自己痕迹的欲望。自然，由于他对人生的社会需求毫不在意，他便很容易将这些人视为朋友，而将整个社会视作仇敌。这些人喜欢他，与他们相处让他感觉更加自在。就这样，成千上万的少年儿童沦落陷入犯罪团伙。在日后的人生旅途中，假如我们仍然按照同样的方式对待他们，只会让他们找到更多全新的证据，认定我们都是他的仇敌，只有那些罪犯才是他的朋友。

我们绝没有理由听任这些孩子在人生使命面前认输趴下，绝不可以任其丧失信心自甘堕落。相反，假如学校教育组织得当，能够充分给予这些孩子信心和勇气，就可以及时阻止这一趋势。后文我们将详细讨论这一方案，目前引用这个例子，只是想以此说明罪犯通常是如何将惩罚解释成为社会与己作对的标志的，这也是他一贯的看法。

体罚之所以无济于事，理由还包括其他方面。很多罪犯并不太珍惜自己的生命，他们之中某些人几乎处在自杀的边缘。

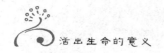

体罚不仅不会对他们起到威慑作用,征服和战胜警察的强烈欲望反倒令他们感到满足,因此他们不会感到丝毫痛苦。受到激将时他们就会如此表现。如果看守非常严厉,或者说如果他们受到苛刻待遇,那就会激起他们强烈的反抗意识。这将进一步助长他们自以为比警察更聪明的感觉。如前面所见,他们按照这种方式解读每一件事。在他们看来,与社会的交往是一场永无止境的战争,而他们的目的始终都是努力赢得胜利;假如我们也按这一思路理解,也按这一方式行事,那岂不是正中他们下怀?从这一意义来看,即便是电椅,作用也不过相等于对他们的一种挑衅。罪犯感觉自己仿佛在进行一场豪赌,惩罚越严厉,他迫切想要证明自己才智胜人一筹的欲望也就越强烈。对自己的犯罪行径,很多罪犯采用的完全就是这一思路。这点很容易得到证实。被处以电刑的罪犯往往会将大量时间花费在追悔上,琢磨倘若当初如何如何,自己也许就不会被抓住,例如:"假如我那会儿没把眼镜给落下!"

我们唯一的补救办法就是去了解和发现罪犯的童年经历,看是什么原因阻碍了他树立合作意识。在这一方面,个体心理学为我们打开了一片全新领域,让我们得以有机会探清这一片幽暗、迷离的疆域。长到 5 岁时,孩子的心理已基本形成一个完整体系,个性特征的各条主线已清晰呈现。遗传因素、后天环境都对其发育各有贡献;不过,与其说我们关心的是孩子与生俱来的因素有哪些,后天又经历了什么,不如说真正关心的是以下问题:他对这一切赋予了何等用途?是如何将这一切融入其叙事体系的?这一切在他身上产生了何种实质影响?如此等等。理解这一点尤其必要,因为我们对所谓先天遗传能力或缺陷几乎一无所知。唯一需要我们做的，就是考量他当前所面临现实条件的各种可能性，以及充分利用这些条件的程度。

对每一位罪犯而言，唯一值得谅解的是他们身上仍残存有一线合作意识，但程度不足以满足社交生活的需求；在这一方面，第一责任人理应是他的妈妈。她必须懂得，如何将这一兴趣扩展，延伸他与周围环境的联系纽带；如何让孩子对自己的兴趣辐射扩散，将周围其他人也包含在内。她必须如此行事，让孩子不仅关心和在意全人类，也对他自己的未来产生兴趣。不过，或许妈妈自己从心底里就不愿意让孩子对任何旁人产生兴趣。也许她本人婚姻不幸、夫妻不合、貌合神离、彼此妒忌、面临婚姻破裂等等。因此，妈妈或许希望独霸孩子，极尽娇宠和溺爱，不愿意让孩子独立于自己的呵护之外。在这种情况下，孩子的合作意识将面临何等局限自然不言而喻。

关爱其他孩子，这对培养孩子的社会兴趣同样至关重要。有时，假如某个孩子特别受妈妈偏爱，那么其他孩子身上可能表现出排斥这个孩子、不太愿意待见他的倾向。假如对这一情况理解不恰当，很可能促使孩子走上犯罪之路。假如家里的某个孩子特别天赋异禀，那么，排行紧挨着他的另一个孩子很有可能发展成问题少年。比方说，家里的老二特别亲切随和、招人疼爱，那么，他上面的哥哥就可能感觉被剥夺了应有的关爱。这样的孩子极容易自我欺骗，感觉遭到了遗弃，并以此为由来麻醉自己。他开始留心寻找一切证据，以证明自己的指责言之有据；其行为越来越糟，为此受到更严厉的责罚；然而，责罚只是更进一步加深了他的信念，让他感觉备受冷落，被遗忘在后排。受失落感驱使，他开始小偷小摸；行为败露遭到处罚后，他的手头又多

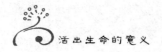

了一份证据：的确如此，没有任何人关心我、爱我，每个人都与我为敌。

家长们在孩子面前抱怨世事艰难或日子不好过的时候，会无意间对孩子施加影响，灌输给他们一种不利于培养其社会兴趣的情绪。同样，要是他们总是指责邻里或亲属，总是对他人持批评态度，表现出恶劣的情绪或偏见，也会产生同样的后果。如果孩子长大成人后也以扭曲的看法对待他人，那将不足为奇；如果他们最终跟自己的父母也反目成仇，同样肯定不会让人感觉意外。一旦社会兴趣发展受阻，态度中只会剩下妄自尊大。孩子会觉得："我凭什么要给别人做事？"由于这一心态完全无助于解决人生中的大问题，面对问题时，他注定会犹豫不决、躲躲闪闪、贪图捷径。他会感觉努力奋斗实在太过艰辛，就算伤害了他人也满不在乎。这是一场战争，在战争中，无论怎么做都是公平的！

下面我再给大家举几个例子，从中可以大概了解罪犯的发展历程。有一家人，老二是个问题少年。他身体非常健康，没有任何遗传性缺陷。老大是家中的宠儿，老二每时每刻都在发奋努力，意图追上哥哥的成就，就仿佛在参加一场竞赛，一心希望打败对手。在社会兴趣方面，他的发育状况有所欠缺，对妈妈严重依赖，总是在竭尽全力索取妈妈的关爱。与哥哥之间的竞争他显然不占优势，哥哥在班上名列前茅，而他却屈居末位。他明显表现出强烈的欲望，在家里横行霸道、说一不二。他对家里的一位佣人发号施令，支使她在房间里走来走去，就好比操练士兵一般。佣人对他很是偏袒，即使年龄比他大二十好几岁，仍然心甘情愿地配合着他玩，让他假扮将军。他时刻都愁眉不展，把一切有待完成的任务都看得过重，但却没有一件能圆满完成。手头紧张时，他总能从妈妈那里要来钱，不过，他也常常因为自己的行为而遭到批评和责备。有一天他突然结了婚，遇到的困难和麻烦也相应显著增多。不过，唯一令他得意的是比哥哥结婚早，他把这点当成一项重大胜利。这表明，他对自己的期望值其实非常低，在这样一件小事上居然也滑稽地想要抢占上风。实质上他根本没有做好结婚的准备，夫妻二人频频吵架。当妈妈再没能力像以往那样照顾他时，他预订了很多架钢琴，然后又把它们卖掉，却拒不支付费用，并因此锒铛入狱。从这一故事中我们发现，他日后发展过程中所出现的一切问题，根源都可以从童年生活中找到。他始终生活在哥哥的阴影里，如同一株被大树遮挡了阳光的小树。他由此得出结论，认为自己与性情善良乐观的哥哥相比没有受到足够重视，有种遭到遗弃的感觉。

我要讲的另一个故事与一个 12 岁的女孩有关。她自幼便表现得心高志远，深得爸爸和妈妈宠爱。她有个妹妹，却对她心怀嫉妒，无论是在家还是在学校，都表现出明显与她对立的情绪。她总是在伺机寻找一切证据，以证明妹妹比自己更受父母宠爱，比如：妹妹多得了几块糖、多拿了几块钱，等等。有一天，她从同学衣兜里偷钱，事情败露后受到了惩罚。所幸，她认真听了我的分析，看清了整个情况，最终摆脱了自认不是妹妹竞争对手的心理阴影。同时我也跟她的家人说明了这一情况，在全家人共同努力之下，姐妹俩之间的竞争关系得以消除，姐姐心里不再感觉妹妹更得宠。这件事大约发生在二十年前，如今那位女孩已经长大成人，心地诚实，结了婚，有了自己的孩子。自打那次经历以后，她再也没有犯过任何大错。

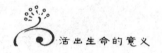

前面已经提过，有些情况对孩子的成长发展尤其不利，不过，在这里我想对这些情况再次简要概述。我们之所以要对此一再强调，原因如下：如果说个体心理学的发现确实正确，确实能够服人，那是因为我们充分认识到，只有真正弄清这些情况对罪犯人生观的潜在影响，才有望真正有助于他，让他学会和接受合作。问题尤为棘手的孩子主要包括三类：第一，存在器官性缺憾的孩子；第二，娇生惯养的孩子；第三，没人疼没人爱的孩子。存在器官性缺憾的孩子感觉天生被剥夺了某些权力，因此，除非得到特别培养，养成关爱他人的习惯，否则很可能会深陷自我、不能自拔。他们会寻找一切机会，达到统治别人的目的。我曾见过一名属于这种情况的男孩，因为向一个女孩求爱不成，感觉受到了奇耻大辱，居然怂恿一个年龄比他小、也比他愚蠢的男孩将她杀死。娇生惯养的孩子始终都会围着溺爱自己的父母打转，根本不可能将兴趣范围扩展到周围世界。严格来讲，世界上几乎碰不到全然没人疼没人爱的孩子，不然，出生后用不了几个月他就会夭折。不过，从孤儿、私生子、意外受孕而出生的孩子、相貌丑陋或身体畸形的孩子中间，我们还是能够找到一些符合这种情况的例子，这些孩子，可以算得上是的确没人疼、没人爱。不难理解，所有罪犯之中有两个主要类型：一类因相貌丑陋而没人疼爱；另一类因相貌英俊而娇生惯养。

从本人亲身接触过的，或者是从书报上读到过的罪犯身上，我曾试图找出犯罪人格方面的一些共性，结果无一例外地发现，个体心理学总能为我们提供一把钥匙，以理解和解开这些情形背后的秘密。下面我想从安顿·冯·菲尔巴赫写的一本很古老的德文著作中再举几例。我看到的很多关于犯罪心理的最准确的描写，都出自于一些古老的著作中。

（1）康拉德·K案。凶手在家中佣人的帮助下谋杀了自己的亲生父亲，因为这位父亲对孩子总是不管不顾，非常冷酷，还总是虐待全家。有一次，这个孩子奋起反击，父亲将他告上法庭。法官说："你摊上了一位十恶不赦、吵闹不休的父亲，我实在不知道你该如何摆脱。"或许你已经注意到，法官本人是如何为这位孩子提供了借口。全家人费了很大劲，希望找到一个能圆满解决问题的办法，但统统无济于事。他们面临的问题极为棘手，几乎陷入绝境。这位父亲带回来一位声名狼藉的妇女同居，将儿子赶出家门。孩子结识了一位打日工的帮工，后者有一个癖好，喜欢生生把母鸡的双眼给挖掉。这位帮工出主意让孩子杀掉他父亲。一开始，由于顾忌母亲的感受，孩子有点犹豫。但事态每况愈下。经过长时间思量之后，这位儿子同意了，在帮工的帮助下杀死了父亲。从这里我们可以发现，这个儿子甚至不能将他的社交兴趣扩展到自己父亲身上。他依然深深依恋于母亲，并且非常倚重母亲。在将内心残存的一点点社交兴趣彻底抹杀掉之前，他需要别人给提供一个借口，找一种情有可原的理由为自己开脱。正是因为受到了这位残忍成性的帮工的怂恿，他才得以将自我彻底麻醉，动手将犯罪行为付诸实施。

（2）玛格丽特·兹汪欣戈，又称"臭名昭著的女投毒犯"。她自幼在福利院长大，身材矮小，相貌略显丑陋，如个体心理学预测，她很可能因此受到刺激，变得虚荣并渴望得到关注。她总是十分礼貌，几乎到了奴颜媚骨的地步。屡次尝试未果，几乎让她陷入绝望。她曾三次意欲毒杀其他女子，妄图将后者的丈夫据为己有。她感觉无比失落，想不到其他任何办法能将"本属于

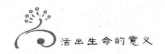

自己的给赢回来"。她假装怀孕、以自杀相要挟,都是为了将这些男人牢牢控制在身边。她在自传中(那么多罪犯都热衷于写传记)写道:"每次做完坏事之后,我都在想,'从来没有一个人为我难过,那么,就算我让别人痛苦了,那又为何要感觉难过呢?'"或许她自己也不能理解,但这句话无意间却为个体心理学的观点提供了进一步的佐证。

从上述话语中,我们不难分析出她谋划犯罪、驱使自己实施犯罪,随后又自我开脱、强词夺理给自己找情有可原的理由的心路历程。每当我向人建议要学会合作、关爱他人时,往往都会听到类似说法:"可谁又来关心我呢!"对此,我的回答始终都是:"总得有人先迈出一步吧。假如别人不合作,那不关你的事。我建议你从自己做起,不用管别人愿不愿意合作。"

(3) N. L 案。他是家里的长子,成长环境非常糟糕,一只脚有点跛,既当哥哥又当爹爹的养大了弟弟。我们可以看出,兄弟之间的这一关系,其实也是他争强斗胜、追求优越地位的一种表现形式,只不过截至目前,他所追求的还算是人生积极有益的一面。不过也有可能他这么做只是出于骄傲和自我炫耀。后来,他将亲生妈妈逐出家门,并骂妈妈说:"你给我滚,老不死的!"我们真应该为这个孩子痛心,居然连自己的亲生母亲都不在意。假如我们了解他的童年,便可以得知他是如何走上犯罪这条道路的。在很长一段时间里,他都处于失业状态,身无分文,还染上了性病。终于有一天,再一次找工作无功而返时,他在回家的路上残忍地杀害了弟弟,只为侵吞弟弟的一点微薄收入。从中我们看到了他合作意识的极限:没有工作、没有收入、又得了性病。生活中难免会遇到某些极限,一旦超出其范围,一个人就很可能感觉无力继续走下去。

（4）一名儿童自幼失去双亲，后被人收养。养母对他百般溺爱，简直到了令人难以置信的程度。从这个角度来看，他也算娇生惯养的那一类孩子。他后来的发展极为糟糕。生意上他很聪明，爱出风头，时时、事事都希望抢在别人前面。养母纵容着他，甚至与他坠入爱河。他变得撒谎成性、挥霍无度，为了钱财不择手段。养父母家庭属于底层贵族，因此他摆出一副贵族架势，将他们的财物挥霍一空，之后又把二老赶出家门。纵容溺爱和管教不当养成了他好逸恶劳的恶习。面对人生重大使命，他以为撒谎、欺骗才是征服一切的砝码。于是，人人都成了需要他靠智谋去战胜的敌人。养母对他的偏爱胜过亲生子女、胜过丈夫。这一待遇让他自以为一切享乐都是自己天经地义的权利，然而与此同时，他又相信，凭借正常的手段，自己根本无法获得成功，由此暴露了他骨子里深埋的自卑感。

前文我们说过，任何一个孩子都无法承受自卑心理的打击，这种强烈的自卑感对于培养一个人的合作意识毫无益处。面对人生的重大问题，没有人应该受挫。罪犯们选择了错误的方式，我们必须向他们指出，错误究竟出在哪里、原因是什么，要培养他鼓起勇气，关爱他人、学会与人合作。无论在哪里，如果能充分意识到犯罪行为不是一种勇气，而是懦弱的表现，那么我相信，罪犯自我开脱的最大借口也将不攻自破，每一位孩子也就不会选择犯罪之路。不管对它的描述是否恰当，从每一起犯罪案例中，我们都可以找到童年时期养成的不当生活做派的影响，具体表现为合作能力的缺乏。我必须声明，这一合作能力需要靠有意识地培养和教育。不容置疑，这一能力固然具有先天性，每

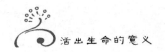

个人身上都有与生俱来的合作潜力，这是人类的共性；但发挥这一潜力却需要有意识地培养和训练。除非能举出实实在在的例子，证明有人在合作意识方面受过良好的培养却仍然沦落成为罪犯，否则，关于犯罪现象的一切见解在我看来统统都没有意义。我本人从来不曾遇到过此类人，也从未曾听说有人遇到过。对犯罪最有效的预防，就是培养适当程度的合作意识。只要这一点不能得到足够的认识，就不可能指望犯罪这一劫难能够避免。合作能力可以如同地理知识一样予以传授，因为它是一种真理，而真理一定可以传授。假如让一个孩子或成人参加地理考试，而他在这一方面从未接受过教育，那么注定不及格。同理，假如一个孩子或成人面临着一项需要合作才能完成的考验，但在这方面却准备不足，那他也注定失败。我们面临的一切问题，都离不开对合作的认识。

我们对犯罪这一问题的科学探讨已渐近尾声，眼下，我们必须有充分的勇气直面真相。虽然经历数万年的努力，人类依然未能成功找到解决这一问题的良策。尝试的一切方法似乎都无济于事，这一劫难依然纠缠着我们。我们前文的探讨揭示了原因：没有采取正确的方法，以改变罪犯的生活做派，预防其不当生活做派的形成。除却这一方法，任何措施都不可能真正奏效。

现在来回顾一下我们的探讨成果。我们发现，罪犯并不是人类中的异类，他们与其他多数人并无本质不同，其行为方式只是人类千差万别的各种行为方式中的一种，完全可以理解。这一结论非常重要：如果我们了解到犯罪本身并不是一种孤立现象，而是某一种特定人生态度的外在表现形式；如果我们能够了解这一态度的起源，摆在我们面前的就将不再是一项无解的难题,我们就将可以信心十足地投入到努力解决问题的工作中去,并坚信一定能够实现改变。我们发现,罪犯之所以会有拒不合作的想法和行为,是因为他长年累月一直在刻意培养和诱导自己如此,其根源可以追溯到童年早期,即出生之后最早的四至五年里。这些年间,他曾遭遇过某种阻碍,以致未能培养起关爱他人的习惯来。我们前文讲过,这些阻碍可能与他和妈妈、爸爸以及周围小伙伴的关系有关,也可能与身边存在的社会偏见有关,还有可能与来自周围环境的挑战及其他类似因素有关。我们发现,千差万别的各类犯罪、各类失误之中,至为显著的一个共性就是合作能力的欠缺,对他人以及人类的共同福祉缺乏兴趣。如果我们希望成功,就必须培养他们的合作能力。除此之外别无他法,一切都有赖于这一唯一的根本要素,即合作能力。

罪犯在一个方面明显有别于其他类型的失败者。与其他失败者相类似,在长期有意诱导和培养自己拒不与人合作的态度的过程中,他也同样丧失了信心,以为自己在人生正常使命方面成功无望;不过他仍保留了一定程度的活力,但却将这所剩不多的活力虚掷在了对人生毫无意义的方面。在这些毫无人生意义的方面,他表现得相当活跃,而且能在一定程度上跟与自己沆瀣一气、臭味相投的人或其他罪犯进行合作。从这点来看,他有别于神经病患、自寻短见者或酒鬼。但是,他的行为和活动存在严重局限;有时,除了犯罪之外,他不抱其他任何指望,甚至就连在犯罪这件事上,他所感兴趣的也不是所有形式,而是某一种单一的犯罪行为,并反反复复再三作案。这便构成了他行为世界的全部疆域,他好比井底之蛙,将自己囿于这一片狭窄的空间,不能自拔。我们完全可以看出他是何等缺乏勇气,这在所难免,因

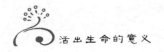

为勇气是合作能力中一个不可缺失的部分。

　　在任何时候，罪犯都在为其犯罪生涯进行思想上和情感上的准备：他日思夜想，妄图彻底摧毁内心深处所剩不多的社会交往兴趣。他时刻都在寻找借口和辩解理由，杜撰各种貌似情有可原的场景自我开脱，好证明自己走上犯罪道路是"情非得已"。彻底穿透人类社会情感的防护墙绝非易事，这道防护墙坚固无比，很难突破。但是，如果他决意犯罪，就必须找到突破口，越过这道屏障，也许是苦心孤诣自我狡辩，也许是自我麻醉自欺欺人。这点有助于我们看清楚，他是如何持之不懈地对所处环境进行自圆其说的解释、继而巩固自己态度的，也有助于我们弄明白，为什么试图靠争论和理喻去让他改变想法根本行不通。他在用自己的眼光看待这个世界，早就积攒了一辈子的理由，好为自己辩护。除非我们了解了其态度形成的来龙去脉，否则不可能指望能让他有所改变。不过，我们也占有优势，在这一点上他完全不是对手，那就是我们对他人的关爱。凭借这一优势，我们就一定能够找到一条有效路径，确实对他有所帮助。

　　每当面临困难、没有足够的勇气本着合作态度去直面问题而意图寻找捷径时，罪犯便开始思谋筹划，着手为犯罪做准备。例如，当他面临压力、急切需要赚钱时，上述情况就尤为容易出现。同其他每一个人一样，他也在力求达到安逸无虞、地位优越这一目标，也渴望能够解决难题、克服障碍，只可惜努力的方向超出了社会所能接纳的范畴：他所追求的目标，只是一种想象中的个人优越感，而实现的途径则是自欺欺人，妄想成为征服者，可以凌驾于警察、法律以及我们的社会组织构架之上。这只是他自编自演的一场游戏——违反法律、成功逃脱、施展计谋，不让别人抓到把柄。比方说,他可能坚信不疑,认为会用一瓶毒药就是一种了不起的胜利,并以此自我愚弄、自我麻醉。通常来说,第一次被抓住和判罚之前,他很可能数次成功地逃脱了处罚;罪行败露之后,他唯一的想法是:"要是我脑子再机灵些,原本是可以逃脱的。"

从所有这些表现中,我们都可以看到他内心的自卑情结。他在逃避劳作的艰辛、逃避人生中与人交往的使命。他感觉没有能力获得通常意义上所说的成功。合作能力培养方面的欠缺又实实在在增添了他的困难——罪犯中绝大部分都是身无一技之长的苦力。他刻意摆出一副廉价的优越情结,以掩饰自己的力不从心。他自以为勇敢无敌、与众不同,可是,对于一个在人生面前临阵逃脱的人而言,我们如何能够称他为英雄?罪犯其实是在虚幻的梦境中践行其人生:他不懂现实,从心底里抗拒现实,否则他将不得不放弃其选定的人生道路。因此,我们会发现他的如下心路:"我是这世界上最强大的,因为我谁都可以射杀";或者,"世上没有人比我更聪明,因为我能做到犯了罪却不让人发现"。

我们还甄别出了不同罪犯类别的根源:为什么罪犯往往都出自于那些在早年生活中曾背负过重压力的孩子,或者出自于那些自幼娇生惯养和被溺爱宠坏的孩子中间。患有器官性缺憾的孩子尤其需要关爱,以引导其培养起对他人的关爱和兴趣来,否则他很可能沉湎于自己的小世界而得不到充分发展。被忽视、不受赏识、遭人嫌恶的孩子和弃儿的情形也与此相似:他们从来不曾有过与人合作的体验;从来不知道世间存在一种可能性,即可以通过合作赢得他人喜欢、赢得关爱,或者让问题得以

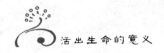

解决。至于娇惯坏了的孩子，从来没有人教过他们可以通过自身努力来赢得收获。他们以为，倘若自己希望得到什么，只需伸手、开口索要，整个世界都会争先恐后地赶来满足自己的欲望。一旦得不到，便感觉受到了不公待遇，于是开始拒绝与人合作。从每一位罪犯身上我们都可以捋出一条类似的过往经历。他们都没有受过合作培养，都不具备合作能力，遇到问题时不懂得如何应对。因此，我们必须非常清楚应当采取何种措施——我们必须培养起他们的合作能力。

我们拥有这方面的知识，而且，也已积累了足够的经验。我坚信，个体心理学为我们指出了一条挽救和改变每一位罪犯的道路。不过试想一下，逐一审视每一位罪犯并改变他们的生活做派，那将是何等浩大的一项工程？遗憾的是，在我们当前的文化背景下，当所面临的困难超过一定程度时，绝大多数人的合作能力都可能消耗殆尽。此外，我们也发现，在世事相对艰难的年月里，犯罪现象总会相应上升。我相信，假如我们希望通过这一方式彻底清除犯罪，那么人类中相当高比例的人都将需要接受治疗；希望能够立竿见影，短时间内将每一位罪犯或潜在罪犯都纠正过来，成为社会生活中正常的伙伴，这一目标是否现实可行？这个问题目前还是一个未知数。

不过，我们还是有很多事情可以做。如果说我们不能做到改变每一位罪犯，但至少可以在那些不够坚强、无力有效应对人生困难的人身上做些文章，以减轻他们身上的负担。比如，面对失业、职业技能和培训不足等问题，我们应尽可能确保每一位有意工作的人都能得到一份工作。这将是唯一的办法，可以降低社会生活的要求，以保证人类中的大多数不至于丧失掉内心仅存的合作能力。不容置疑，如果这点做好了，犯罪人数肯定会相应降低。缓减经济困难的条件是否已经成熟我不确定，但无疑我们需要为实现这一改变而努力。我们还需要强化针对孩子们未来职业的培养，以便他们能够拓展活动领域，更好地面对人生。这种类型的培养活动在监狱里也可以开展。从某种意义上讲，我们已经朝着这一方向迈出了努力的步子，所需要的大概只是继续加大这方面的努力。尽管我认为给予每一位罪犯有针对性的治疗不太可行，但采用群体治疗的方法同样可以做出重大贡献。比如，可以组织大批罪犯，就某些社会问题展开讨论，就好比我们此刻在这里进行的讨论一样。我们可以提出问题，要求他们回答；我们可以启发他们的思想，让他们从长期沉迷的梦境中清醒过来；针对他们自身对这个世界的解读以及由此滋生的妄自菲薄的麻醉心理，我们理应帮助他们从中摆脱出来；我们理应教会他们不再拘泥于自我设定的范围，减轻他们对所面临的社会问题及环境的恐惧。我相信，这种群体性治疗一定可以取得巨大成效。

　　社会生活中，我们也必须避免一切可能刺激罪犯、穷人或丧失财产者的行为。假如社会贫富悬殊，处于极度贫困状态的人便很可能恼羞成怒，进而感觉受到了莫大的刺激。因此我们理应戒绝奢华铺张，实在不必大肆渲染某人如何如何身价及亿。治疗落后及问题儿童的经验一次次提醒我们，以力量、权力来激将和考验他们毫无意义。他们之所以坚持己见，正是因为自认是在与周围环境进行一场较量。同样的道理也适用于罪犯。纵观整个社会，我们会发现警察、法官，乃至我们制定的法律似乎都意在刺激罪犯，好让他们时刻都保持着激昂的斗志。必须戒

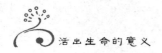
除一切威胁和恫吓行为。相反,保持适度沉默,不频繁提及罪犯姓名或过度加以宣传,反而可以取得更好的效果。这一态度必须改变,切不可认为一味严惩或一味怀柔就能够让罪犯洗心革面。只有在他本人更好地了解自己所处状况的前提下,才有望改变。我们当然需要秉持人道,切不可幻想罪犯会因想到极刑就感到恐惧——如前面所见,有时极刑只能进一步增加这一游戏的刺激性,即使在面临电击处决的关头,罪犯心里所耿耿于怀的,仍然只是导致自己被捕的"一着之错"。

假如我们增强力度,防患于未然,及时发现那些有潜在犯罪风险的人,这将具有巨大的积极意义。据我了解,至少40％甚至更高比例的罪犯都曾有过犯了事却侥幸逃脱的经历;在罪犯们错误的人生观背后,始终都有这一事实的影子。几乎每一位罪犯都有过犯罪后没被抓住的经历。另外还有一点也同样重要,无论是在狱中服刑期间还是刑满释放之后,都切忌对罪犯进行羞辱或刺激。增加假释官的数量是一种有益的尝试,但前提是用人得当,而且假释官本人也应持开明的观点,能够清楚了解社会问题以及合作的重要性。

通过上述方法,我们一定能够取得重大成效。不过,恐怕我们无法将犯罪数量降低至理想的水平。所幸我们还有另外一种方法,切实可行且非常成功。假如我们能够培养起孩子们适当的合作能力、充分调动他们的社会兴趣,那么,预计在不远的将来,这一方法便有望获得显著成效,犯罪数量将大幅降低。接受过良好合作意识培养的孩子不会轻易被蛊惑或诱骗,无论在生活中遇到何种挫折和困难,他对他人的关爱和兴趣都不会被彻底磨灭。相比我们这一代人而言,他们通过合作妥当地解决人生重大问题的能力将大幅提升。绝大部分罪犯都是在很小的时候就走上了邪路。犯罪通常始发于青春年少的岁月，15～28岁期间大概为犯罪高发期。因此，我们的成效很快就能够显现出来。不仅如此，我相信，假如对孩子教育得法，他们还将影响到各自的整体家庭生活。独立、前瞻、乐观、成长健康的孩子是维护和稳定父母关系的有力助手。这一合作精神将很快蔓延至全世界，全人类社会的氛围将极大地改善。影响孩子的同时，我们同样也需要影响家长和教师们。

唯一仍需解决的问题是如何选择最佳切入点、选择何种方法，以培养孩子在未来生活中应对人生使命和问题的能力。或许我们该为所有父母都提供培训？不，答案是否定的，这一提议并无多大希望。父母往往难于把控，而且，他们之中最最需要培训的，恰恰是那些我们从来也见不着面的父母。既然压根找不到他们，我们必须另寻出路。或许我们可以把所有孩子都抓来关起来，对他们加强监管、随时密切关注？这一主意似乎也不见得好到哪里。不过的确还是有一种好办法，不仅切实可行，而且非常有望让问题得到真正解决，那就是发挥教师的作用，让他们来促进社会进步：可以训练教师去纠正孩子在家庭生活中养成的错误意识，去培养和扩展孩子对社会及他人的关爱和兴趣。这是学校教育功能发展的必然结果。正是由于家庭无法培养孩子应对未来生活所需要的全部技能，人类才设立了学校，作为家庭臂膀的延伸。我们有什么理由不充分发挥学校的作用，以让全人类变得更合群、更乐于合作、更热衷于人类福祉呢？

你会发现，我们的活动必须基于以下观点。我们当今文化中所享有的一切有利条件都建立在其他人努力和奉献的基础之

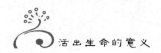

上。假如一个人向来拒不合作、拒不关爱他人、拒不为全局奉献,那么他的整个人生也就枉来一场,身后丝毫不会留下任何痕迹。留存于世的,全部都是乐于奉献者辛勤付出的成果。他们的精神薪火相传,万世长存。如果我们以此作为教育孩子的基石,长大成人后他们自然乐于合作,面临挫折和困难时不会感觉软弱无力;恰恰相反,他们将具有无限的勇气和力量,敢于直面人生最棘手的挑战并圆满解决,进而造福于整个人类。

第十章

工作不只是迫于生计——职业选择

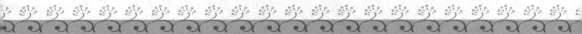

人类关系的三大纽带决定了人生的三大问题，第一条纽带决定了人生的职业发展问题。第二条纽带在于：每个人都是全人类社会中的一员，都离不开与其他同胞的相互交往。第三条纽带在于：人类社会中的每一位成员都分属于两种性别之一。

人类关系的三大纽带决定了人生的三大问题,但三者中任何一个问题都不可能孤立地解决,都离不开对其他两方面问题的妥善处理。第一条纽带决定了人生的职业发展问题。我们栖居在地球表面,有限的资源、土壤肥力、矿产储量以及大气环境等决定了我们的生存条件。自古以来,找到与这一有限条件相适应的、妥善的生存方案始终都是人类的使命。时至今日,我们仍不敢说已经找到了理想途径。人类发展进程的每一个阶段,我们都达到了与当时境况相适宜的水平,但不断砥砺求索、赢取更大的成就,时刻都是我们勉力追求的未竟目标。

　　解决这一问题的最佳途径有赖于我们成功解决人生第二大问题的能力。联结全人类的第二条纽带在于:每个人都是全人类社会中的一员,都离不开与其他同胞的相互交往。如果说某个人是地球上的孤家寡人,除了自己之外无法与任何同类相依相存,那么其态度、行为方式等无疑将与现在截然不同。我们永远都需要与其他同胞同命运、共呼吸,相互调适、相互关爱。而解决这一问题的最佳途径便是友谊、社会情感以及合作意识。这一问题若得到圆满解决，我们在解决上述第一大问题方面也便迈出了价值无可估量的一大步。

正是得益于人类学会了合作，我们才拥有了劳动分工，由此形成了对人类福祉最有力、最可靠的保障。假如没有合作，没有前人合作的成果可以依赖，每个人都试图单打独斗从土里讨生计，那么人类长期繁衍生息的目标也就不可能实现。通过劳动分工，我们可以充分享受不同行业、不同领域的劳动成果，有效发挥不同人各自的专业特长，从而最大限度地为人类共同利益做贡献，增加每位社会成员的机会，确保安全感。诚然，我们不敢吹嘘一切可能取得的成就都已经取得，也不敢妄称劳动分工已经达到了其最大发展成效。然而，尝试解决职业问题的每一次努力，都必须建立在人类劳动分工这一框架下，让每个人都能通过自己的努力展开合作，同时也有利于他人的利益。

有些人妄图回避职业问题，终日无所事事，或者将心思用在与人类共同利益格格不入的其他方面。然而，假如某人逃避这一问题，其实相当于他在向其他同胞索取。不管具体方式如何，他都等于寄生于其他人劳动成果之上的寄生虫，自己却毫无贡献。娇生惯养的孩子信奉的便是这种生活做派：每当面临问题时，都寄希望于别人能够替自己解决；恰恰也正是那些娇生惯养的孩子，常常拒绝与人合作，将负担强加于那些积极参与解决人生问题的人肩上。

联结人类的第三条纽带在于：人类社会中的每一位成员都分属于两种性别之一。他在人类繁衍生息过程中所充当的角色，取决于他对待异性的态度，也取决于他对自身性别角色义务

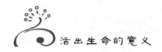

的履行情况。两性之间的这一关系引出了一个重大的人生问题,若想妥善解决这一问题,同样离不开其他两大问题。成功解决婚恋问题离不开一份良好的职业,离不开对人类劳动分工的贡献,同样也离不开与他人友好和睦的交往。如我们所见,当今时代,解决这一问题最崇高的方案,同时也是最符合社会及劳动分工需求的方案,就是一夫一妻制。我们往往可以从一个人回答这一问题的方式上,看出他的合作意愿。上述三大问题在任何时候都不可能彼此割裂;它们总是相互参照,一方面问题的解决将为其他问题的解决提供启示和借鉴;事实上,我们甚至可以说,这三个问题其实不过是同一个问题的不同侧面,本质上隶属于同一问题,都关乎人类在当前环境下确保生存、繁衍的必要性。

在此我们不妨重申一点,女人的母性角色是全人类劳动分工体系中至为崇高的一种,其地位堪与其他任何一种角色相比拟,因为她是在为促进人类的繁衍而奉献。假如她能够关爱自己的孩子,将他们培养成为合格的人类同胞,假如她能够成功地拓展孩子的兴趣,培养起他们的合作意识和能力,那将是一种价值无可估量的奉献。我们无论怎样做,都不足以回报这份奉献。在我们当前的文化语境下,妈妈这份工作往往没有得到足够重视,往往被视作一种微不足道、不值得羡慕的差事。她们的辛勤付出得到的往往只是间接回报。女性如果将养孩子作为主业,则通常都会被摆在一个经济上依附于他人的地位。然而,一个成功的家庭,既有赖于父亲的贡献,也同样有赖于母亲的付出。不管是作为家庭主妇,还是拥有独立的工作,女性作为母亲的这一角色,其重要性丝毫不低于其丈夫。

　　在培养孩子的职业兴趣方面,妈妈肩负着第一启蒙人的重任。孩子在四五岁之前所接受的培养和付出的努力,对成年后的行为和兴趣范围具有决定性意义。假如让我来做职业规划导师,我一定会首先去了解一个人在人生初年时的状况,了解他早年的兴趣所在。他对于这一段时间的记忆,最能反映他自我培养的目标方向,揭示他最原初的模样和最根本的统觉系统。关于早期记忆的重要性,后文我将详细介绍。

　　下一步培养来自于学校教育。我坚信,在培养孩子的未来职业,训练其手、眼、耳协同能力,磨炼其头脑和心智功能方面,如今的学校都予以了更多关注。这些能力的培养,其重要性丝毫不亚于专业课程的学习。不过我们也必须切记,传授课程知识对孩子的职业发展也非常关键。常听人讲,进入成年后,早年在学校学的拉丁文、法文等会统统忘得一干二净,但即便如此,教授这些科目也并非无用。我们发现,通过对过往经验的综合运用,学习这些科目的过程为我们全面磨砺心智功能提供了良好契机。现在很多学校都十分重视手工、工艺技巧等方面的培养,以此我们同样可以达到增加孩子阅历、提升其信心的目的。

　　假如一个孩子自童年起就有明确的职业规划,那么他的人生发展将更顺畅。如果我们问孩子们将来想做什么,大多数都会给出自己的答案。他们的答案往往并没有经过深入、清晰的思考。比方说,他们说想当飞行员、机车司机时,往往并不清楚为什么要选择这一职业。我们的任务在于深入剖析其根本动机,观察其努力的程度,找出推动他进步的因素,发现其所处位置,探究其追求的卓越目标以及将这一目标具象化的方式。孩子们所给的答案,揭示的只是他们所感兴趣的职业当中的一种。

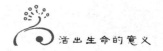

于他们而言,这一职业就代表了自己理想中的卓越目标;但我们还应透过他所选择的这一职业去发现更多其他的机会,以帮助他们达到各自的目标。

及至 12 岁或 14 岁时,孩子们通常对自己有意从事的职业有了更深入的认识。要是一个孩子到了这一年龄段仍对自己的未来糊里糊涂,那将非常令人遗憾。虽然表面上看他似乎胸无大志,但这并不意味着他就没有自己的兴趣。或许只是因为他太过于心高气傲,没有勇气把自己的志向明确说出来。在这种情况下,我们必须用心观察,去发现他的主要兴趣所在以及为此相应付出的努力。有些孩子中学毕业时仍不能确定自己未来的职业方向。这些孩子往往都相当聪明,只是不知道自己未来的人生该如何继续。我们会发现,这类孩子通常志向都特别远大,但却并不善于合作。他们没有在人类劳动分工体系中找到自己合适的定位,没能及时找到实现自身志向的具体办法。因此,及早询问孩子将来希望做什么是一种非常有利的做法。我本人在学校就经常向孩子们提这个问题,以引导他们就此进行思考,而不至于忘记了相关问题,或对自己的答案遮遮掩掩。此外我也会问他们选择某一行业的理由,以便从中获得更多极具启示意义的细节。从孩子对职业的选择中,我们可以观察到他整个的生活做派,了解到他主要的努力方向,发现他人生中最看重的方面。我们必须给予他自由,让他根据自己的选择确定相应价值,因为我们无法替他判定哪种职业高尚,哪种职业卑微。假如他的确能够投身于所选行业,致力于奉献他人,那便是在做一件有意义的事情,与任何人相比都毫不逊色。他唯一需要面对的任务就是努力培养自己、扶植自己,将本人兴趣置于社会劳动分工的整体框架之内。

有些人会不加甄别,什么行业都选,但又对什么行业都永远不满意。他们真正渴望的其实不是职业,而是达到优越地位的捷径。他们不愿直面人生问题,因为他们认为生活将问题抛给自己本身就不公平。这类人通常也是那些娇生惯养的孩子,总希望时刻都得到他人的服侍。或许,无论是男性还是女性,相当大一部分人都的确钟情于自己在四五岁之前培养起来的兴趣,并对这些兴趣念念不忘;但迫于经济方面的考虑,或者迫于父母的压力,往往不得不走向不同的方向,从事自己并不感兴趣的工作。这也从另一个方面表明了童年培养的重要性。假如我们从某个孩子的童年记忆中发现他对视觉方面的东西感兴趣,就可以由此得出结论,他更适合于那种需要用眼的行业。在职业指导实践中,早年记忆值得重点关注。如果某个孩子提到记得有人跟他讲话,记得风吹过的声音,或者记得铃铛响动的声音,我们便可觉察出他属于听觉敏感型人,进而推断适合他的职业应该是与音乐等相关的行当。还有其他人的记忆可能更加侧重于运动感,这类人通常更看重行动,他们感兴趣的职业很可能是那种涉及户外活动,或者跟旅行有关的行当。

最常见的一种努力目标是超越家中其他成员,尤其是超过爸爸或妈妈。这一努力目标具有重大意义。我们乐见一代人在前辈的基础之上更上一层楼。如果某个孩子希望青出于蓝而胜于蓝,在自己的职业中取得比爸爸更卓越的成就,那么爸爸的经验将为他提供一个极好的开端。常常有这样的情形,如果爸爸是警察,孩子往往希望将来成为律师或法官;如果爸爸供职于某诊所,孩子自己也倾向于将来成为医生;如果爸爸是位老师,孩

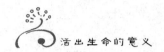
活出生命的意义

子则可能希望成为大学教授。

通过观察孩子的表现，我们往往可以发现，为了适应成年后的职业，他会付出很多努力来培养和训练自己。比方说，如果某个孩子希望将来成为老师，我们就很可能发现他喜欢将比自己小的孩子集中在一起，跟他们进行有关学校生活的各种游戏。从孩子们玩的游戏中，我们可以一窥他们的兴趣所在。期待成为妈妈的小女孩往往喜欢摆弄布娃娃，以此培养自己对婴幼儿的兴趣和关爱。喜欢当妈妈的这种兴趣理应得到鼓励，我们不必因心存担忧而拒绝让小女孩玩布娃娃。有人认为，给她们布娃娃可能分散她们对现实世界的关注，但实际上，她们是在进行自我培训，获得对妈妈这一角色的身份认同并履行其职责。早年便开始这一方面的训练意义重大，因为如果开始得太晚，她们的兴趣很可能早已定型和具象化。很多孩子会对机械、技术方面的东西表现出极大兴趣，这也是一种极好的预兆，如果给予充分的机会发展其兴趣，日后他一定能够在职业方面取得丰硕成果。

还有另外一类孩子，他们从不愿意处于领导位置。他们最大的兴趣就在于找到一位可供自己仰慕的领袖，比如同龄的孩童或成人，然后心甘情愿地臣服于后者。这并不是一种有利于个人发展的方式，假如能尽可能减少这类倾向，将会让人非常欣慰。如果我们无法阻止这一现象，那么这些孩子日后将很难胜任领导职位，而是会更倾向于心安理得地选择地位相对次要的角色，按部就班地去完成旁人已为自己规划好的程序性事务。

假如某些孩子曾在没有足够心理准备的情况下意外遭遇疾病、死亡等问题，则很可能始终纠结于此，希望将来成为医生、护士或药剂师等。我坚决主张，应该对他们的这种愿望予以鼓励，因为我常发现，持有这一兴趣且后来的确成为医生的孩子，大多都是在年龄很小的时候就开始为此培训准备的，而且会对这一职业表现出强烈的热情。有些时候，曾经亲历过死亡事件的孩子可能会尝试通过另外一种方式获得补偿。这类孩子或许会寄希望于文学及艺术创作，或皈依成为虔诚的宗教徒，以此来寄托自己长生不死的理想。

　　回避就业、朝三暮四、懒散等错误的就业观，其根源也可以追溯到童年早期。如果发现某个孩子的发展趋势有可能为其成年后的生活带来问题，就必须首先借助科学方法找到错误的根本原因，再以科学的方法予以纠正。如果说我们所寄居的星球能够提供生存所需的一切，允许不劳而获，那么或许可以说懒散是种美德，而勤劳是种陋习。但是，就我们所理解的人类与地球的关系而言，对于职业问题唯一合乎逻辑、合乎常理的答案是我们需要工作，需要合作，需要奉献。这一点早已深深植根于人类的本能反应之中，如今，从科学角度，我们也能进一步理解其必要性。

　　自幼便开始为目标努力付出、刻苦训练的事实，在天才们身上表现得尤为明显。我相信，了解天才的成长过程，将有助于我们解开关于这一话题的全部谜题。只有那些对人类共同福祉做出了重大贡献的人，我们才会称之为天才。很难想象有哪位天才俊杰，其身后居然没有留下任何一点值得称道、有益于人类的成就。艺术，是全人类之中最具合作意识的人们辛勤创作的产物。正是得益于人类最伟大的天才俊杰们，我们的文化才得以更上一层楼。荷马在其史诗中仅仅提到三种颜色，而这三种颜

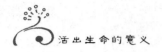

色满足了当时人们甄别差异、辨识事物的全部需求。毫无疑问，当时人们能够意识到的差别远不止如此，但没有必要将所有差别一一命名，因为它们显得如此微不足道。究竟是何人教会了我们鉴别如今能说出名字来的各种颜色？实际上这是艺术家和画家们的功劳。经过作曲家们的打磨和熏陶，我们的听觉变得惊人的敏锐。如果说当今我们摆脱了原始人单调、刺耳的音调，能够以和谐悦耳的声音相互交流，那都是历代音乐家们的功劳。是他们充实、丰富了我们的思想，陶冶、培养了我们的感官功能。是谁让我们的情感变得如此深邃？让我们的言谈、领悟力变得如此优雅得体？是诗人。他们丰富了人类语言，使其变得灵活多样，适合于我们生活中种种不同场合。毋庸置疑，天才是全人类之中最具合作意识的一个群体。单从他们的行为举止、观念态度中的某一个方面来看，我们或许看不出什么超常的合作能力，但从人格及生活全貌来看，这一能力却表现得非常显著。对他们而言，合作可能不如平常人那般轻松。他们往往选择了更加艰辛、更具挑战性的路径，沿途有诸多阻碍需要面对。很多情况下，他们一开始都曾面临各种各样严重的器官性缺憾。几乎从每一位杰出人物的身上，我们都能找到某种器官性缺憾的影子。我们总体有一种感觉，在生命之初，他们都曾遭遇过这样或那样的辛酸和遗憾，但通过自强不息、坚持不懈的努力，最终都成功克服了所面临的一切挑战和困难。尤其引人注目的是，他们都是在很小的年纪便已锁定了兴趣目标，并且在童年时期就已经接受了种种严苛的培养训练。他们不断磨炼自己的感官，以便能直面现实世界中的种种问题，加深相应的理解和感悟。从他们自幼所受的训练中，我们可以得出结论，所谓"天赋"，与其说是先天或遗传馈赠的特殊礼物,毋宁说是他们各自辛勤创造的所得。勤勉付出、砥砺磨炼的是他们,乐享成果、沐浴恩泽的却是我们。

早年的这些努力,为日后的成功奠定了坚实的基础。比方说,假如让一个三四岁的小女孩独自玩耍,她很可能会着手给自己的布娃娃缝制帽子。看到她认真干活的样子时,如果我们跟她说帽子真好看,并告诉她怎样做能把帽子做得更好,女孩一定会倍受鼓舞,进而付出更大努力去改进技艺。恰恰相反,如果我们对她说:"赶快把针给放下!别伤着你。用不着你自己动手缝帽子,咱一块出去买一顶,肯定比你做得好看得多。"她便很可能会放弃尝试。比较一下这两个女孩成年以后的情况,我们很可能会发现,前者培养起了良好的艺术品位,对工作充满兴趣;而后者则茫然失措,总以为用金钱一定可以买到比自己做得更好看的东西。

假如在家庭生活中将金钱看得过重,很可能导致孩子仅仅从到底能赚多少钱的角度看待职业问题。这将是一个莫大的错误,因为这类孩子不会选择去追随本人兴趣,更不会在意对人类的贡献。固然,人人都需要自谋生路,这点没错;尽管常有人对此视而不见,沦落成他人的负担。但若一个孩子关心的只是赚钱,就很容易在合作的道路上迷失方向,而只在意自身利益。如果说"赚大钱"是他唯一追求的目标,除此之外别无其他社会利益诉求,那么,也就没有任何理由可以阻止他靠巧取豪夺、欺瞒诈骗等手段来获取钱财。即使情况不至于如此极端,除赚钱之外,他心中对社会利益还残存着一丁点儿的关心,结果也很可能不过是他赚了不少钱,但其行为却很少能让身边其他同胞从中

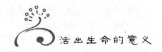

受益。在当今复杂的时代背景下，沿袭这一思维路径，一个人很有可能获得成功，并聚敛庞大的财富。有时候，即使是错误的道路，也能带来某种意义上的成功。对此我们不必惊讶。我们无法保证，一个人只要持有正确的人生态度，就一定能立竿见影获得成功。但我们却可以保证，他将能够始终保持一份勇气，不会轻易丧失自信和自尊。

有时，人们会利用职业来逃避社会、婚恋关系等问题，或以此为借口自我开脱责任。在我们的社会生活中，常常有人夸夸其谈，吹嘘自己业务如何繁忙，以此作为逃避婚恋问题的手段。也有些时候，我们发现有人以此作为借口，为自己的失败开脱。某男子可能将自己的全部心血倾注于生意，心想："我没工夫经营婚姻，因此婚姻不幸的责任不在于我。"神经病患者之中，逃避社会和婚姻问题的情况尤为常见。他们要么不愿接触异性，要么接触方法不当；他们没有朋友，也不愿培养对他人的兴趣。相反，他们日复一日沉醉于自己的事务中，日思夜想。他们陷入一种自我营造的紧张氛围中，神经疾患、肠胃不适等各种症状也随之显现。随后，他们又以肠胃不适为由，逃避面对社会和婚恋关系中的各种问题。还有另一种情形，当事人在工作中频频跳槽，总以为另外一份职业更适合自己，他总是在不同工作之间反反复复、来回游走，最终却一无所成。

针对问题儿童，我们首先要找到他们的主要兴趣所在。如果做到了这一点，从整体上对他们予以鼓励也就变得相对容易。对于始终无法踏踏实实稳定于某一个具体行业的年轻人，或者事业上屡遭挫败的老人，也要切实找到他们真正的兴趣，并由合适的咨询人员给予适当的职业指导，同时采取相应措施帮助他们找到合适的就业机会。完成这一任务并不容易。当今时代，失业人数之众的确令人震惊。但在当前人们致力于改善合作的背景下，这一说法并不十分恰当。因此，每一位充分意识到合作重要性的人都应付出努力，确保人人都有业可就，确保每一位有意工作的人都能够得到机会。通过进一步推动培训学校、职业技术学校以及成人教育学校发展，我们的努力将有望得到更有力的支持。很多失业者都是身无一技之长的人，其中甚至不乏从来不曾对社会生活产生过任何兴趣的人。身无长技、对人类共同福祉漠不关心的人，都是人类社会的巨大负担。这些人往往自甘堕落，以弱势者自居，难怪罪犯、神经病患以及自寻短见者之中相当大比例的都是一无技术、二无文化的人。由于缺乏适当的训练，他们始终落在人后。每一位家长、每一位教师，以及每一位关心人类未来发展和进步的人士，都理应行动起来，确保所有孩子都能受到良好的培养教育，不至于让他们中有太多人步入了成年却无法在人类分工体系中找到适合自己的独特位置。

第十一章

人生不是一座孤岛——个体与社会

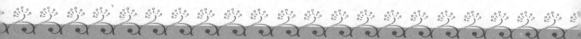

　　人生当中面临最大困难、对他人伤害最深的，往往也都是那些对同胞福祉冷漠视之的人。人类社会的一切失误，往往也都因这些人而起。

　　假如有人认为人生的追求就只是自己能够得到什么，是否于本人有利，那么，这一人生观理应受到我们的坚决抵制。无论对于个人还是对于人类的共同进步而言，这一错误的人生观都构成了我们所能想象到的最大阻碍。

人类最古老、最原始的愿望就是加入、参与到同胞中去。人类所取得的一切进步,恰恰得益于我们对同胞的关爱。在家庭这一组织形式中,对他人的关爱是一项基本条件;早在人类历史之初,人们就已表现出聚族而居的倾向。原始部族通过共同的符号将同类集结在一起,而这一共同符号的意义就在于将每一个人及其同类团结起来,参与到合作中去。最简单的原始符号表现为图腾崇拜。一个族群可能崇拜蜥蜴,另一个族群则可能以公牛或蟒蛇为尊。崇拜同一图腾的人们结群而居,相互合作,所有成员之间的关系都俨如兄弟情谊。这一原始习俗标志着人类的一大进步,人们相互间的合作关系得以确立和稳固下来。在这种原始宗教节日里,所有崇拜蜥蜴的人汇聚一堂,共商如何收获、防御野兽侵扰、抵御自然风霜等事宜。这便是节日的意义所在。

　　婚姻问题向来都被当成一项事关整个族群利益的大事。崇拜同一图腾的每一位兄弟都必须依据社会禁忌到族群之外寻找

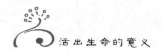

自己的伴侣。即便今天，我们也仍有必要意识到，婚恋问题并非只是一项个人私事，而是一项共同使命，需要全人类全身心投入。从某种意义上来看，结婚意味着责任，因为这是一项整个社会都寄予厚望的使命，整个社会都希望新婚夫妇生出健康结实的孩子，并将他们抚养长大，成为具有合作意识的人。在我们今天看来，原始社会在控制婚姻方面的手段、所崇拜的图腾以及烦冗的体制或许显得荒唐可笑，但在当时，其重要意义却难以估量。归根结底，其目的在于增强人类合作。

自古以来，宗教施加于人的重要使命始终都是"关爱邻人"。尽管宗教的形式不同，努力目标却依然相同，即增强对同胞的关爱和兴趣。耐人寻味的是，从当今科学的立场出发，我们同样可以证实这一努力方向的价值。娇生惯养的孩子可能会问："我为什么要关爱邻人？他们关爱我吗？"，由此也便暴露了他们只关心自己、在合作意识方面训练不足的缺点。人生当中面临最大困难、对他人伤害最深的，往往也都是那些对同胞福祉冷漠视之的人。人类社会的一切失误，往往也都因这些人而起。很多宗教和忏悔仪式都有自己独特的形式，目的是为了促进和磨炼合作意识。就我本人而言，我认同人类一切以培养合作意识为终极目标的努力，无须你争我斗、相互批评或彼此倾轧。上天并未赐予我们绝对真理，殊途同归，通往合作这一终极目标的路径并非只有一条。

我们知道，在政治领域，即便再好的方式也可能被滥用，但如果不争取合作而仅仅寄望于政治手段，那么任何人都难以有所成就。每一位政治家都必须以推动人类进步为终极目标，而推进人类进步意味着需要更高程度的合作。多数情况下，我们并不具备非常扎实可靠的禀赋,以判断究竟哪位政治家,或哪一个政治党派能够真正推动进步。每个人都会依据自己的生活做派作出判断。然而,假如某个政党在自己的圈子内纠集同伙,我们没有理由对此心怀怨怼。对于民族运动也同样如此,如果参与这一运动者的目标是将子女培养成为真正具有同胞情谊的人,意在增强后者的社会情感,那么他们大可以遵从自己的传统、信奉自己的民族性,并依照他们认为最适宜的方式去影响和改变相关法律,我们没理由对他们的努力付出说三道四。阶级运动同样属于团体合作行为,只要其终极目标在于推动人类进步,我们就不应当对之心怀偏见。总之,对一切运动的评价,都应以是否能够增强对我们人类同胞的关爱和兴趣为依据,而且我们也会发现,增强合作的途径多种多样。或许具体做法有好有坏,但只要合作这一最终目标毋庸置疑,那么,仅仅因为某种方法算不上最好就对它横加攻击将毫无益处。

假如有人认为人生的追求就只是自己能够得到什么,是否于本人有利,那么,这一人生观理应受到我们的坚决抵制。无论对于个人还是对于人类的共同进步而言,这一错误的人生观都构成了我们所能想象到的最大阻碍。人类能力的每一点进步都得益于我们对同胞的关爱和兴趣。讲话、阅读、写作,每一种行为所赖以存在的前提都是人与人之间沟通的桥梁。语言本身就是人类共同创造的产物,是社会兴趣的成果。相互理解是一种共同事务,而非一种个人单方行为。所谓理解,也就是说,假如我们希望其他每一个人都按照某一特定思路理解,那么,我们自己的理解也必须与此相吻合。换而言之,就是要在我们与他人之间建立共同的意义纽带,受人类共同的常识情理支配。

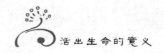

　　有些人追求的主要目标是自身利益及个人优越感。他们赋予人生自己独有的意义，认为人生存在的意义仅仅就是为了自己。然而，这并不能称之为对人生的合理"解读"，充其量只能算是一种个人观点，不可能得到大众的认同。因此，我们往往会发现，这类人很难与周围同胞建立起联系。通常，如果遇到一个自幼就习惯于只关心自己的孩子，我们会发现，他的脸上将时刻挂着一副面目沮丧、呆滞空洞的表情，从罪犯、疯子脸上也常可以看到同样的表情。他们不是用眼睛与人沟通，观察世界的方法也不同于常人。有的时候，这样的儿童或成人甚至根本不会将目光投向周围同类，相反，他们总是目光游离、若有旁骛。在很多患有神经性障碍的人身上，这种无法与人建立联系的情况愈加明显，例如，难以自抑的脸红、口吃、阳痿、早泄等。所有这些症状都表明，当事人在与其他人接触过程中能力不足，究其根源，往往在于缺乏对他人的兴趣。

　　疯癫代表了与世隔绝的最严重的表现。假如能够唤起他对旁人的关爱，即使疯癫患者也并非无可救药；不过，除了自寻短见之外，与其他任何一种表征相比，疯癫症所代表的与他人之间的疏离感都要更加强烈。治愈这些病症是门艺术，而且是一门非常不容易掌握的艺术。我们必须将患者重新拉回到合作的路径上来，只有凭借极大的耐心和最大程度的友善态度，才有望达到这一目的。我曾经受邀帮助治疗一位患早发性痴呆症的女孩。她受这一症状困扰已经长达八年，过去两年一直住在精神病院里。她时常像狗一般吠叫、吐痰、撕扯衣服，总是吃手绢。我们不难发现，在弃绝对旁人的兴趣方面，她已走得很远。她希望充当与狗一样的角色，这点我们可以理解。她觉得妈妈待她的态度俨然就是待狗的态度，或许她在心下告诉自己："我看人看得越多，就越想做一条狗。"我连续 8 天跟她长聊，但她始终一言不发。我坚持不懈，继续与她交谈，30 天之后，她终于开了腔，尽管表达仍然语无伦次，含混不清。她由此受到了鼓舞，并开始将我当成朋友。

受到鼓舞之初，这类患者或许一时还不能适应，不懂得该如何来应对这一新生的勇气，对人类同胞的抵触可能还非常强烈。不过当他的勇气有所恢复，但仍然不愿意与人合作时，我们完全可以预见他会如何行事。他很可能表现出与问题儿童类似的行为——总是设法让自己不招人待见，或者随手摔东西，再或伸手殴打护理人员。我再次与那位女孩交谈时，她果然开始动手打我。我必须认真考虑自己该怎么应对，而唯一能让她感觉出其不意的做法就是不做任何抵抗。好在女孩身体并不是很强壮，于是，我听凭她动手，脸上仍然保持着友善的神情。这点着实出乎她的预料，她感觉不到一丝一毫的挑衅意味。对于这一内心重新复苏的勇气，她仍然不知所措。她最终打碎了窗玻璃，划伤了自己的手。我不仅没有责备她，还给她包扎好了受伤的手。面对这种暴力行为，常见的做法是限制其行为，将她关起来，但这种做法是极其错误的。如果我们希望赢得这个女孩的心，就必须采用全然不同的做法。指望一个失去理智的人能够像正常人一样行事，那将是一种莫大的错误。几乎每一个人都会感觉到生气、苦恼，理由只是疯子的反应与正常人不同，他们拒不饮食、撕扯衣物，等等。针对这一现象，最好的办法是听之任之。除此之外，没有任何办法能够帮助他们。

这次经历之后，女孩逐渐恢复。一年之后，她的健康状况不

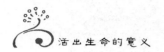
断改善。有一天,我再次去她曾经待过的那家精神病院时,路上恰巧碰上了她。"你在干什么?"她问。"来,跟我一块走吧,我去你以前住过两年的那家精神病院。"我答道。我俩一块走进精神病院,找到了她以前的主治医师,我建议他趁我去看其他病人的时间跟她聊聊。等我再次返回来时,那位医师表现得十分气恼:"她健康状况非常好,但身上却总有一点什么东西让我感觉很不开心,她压根不喜欢我。"至今我依然偶尔能碰到这位女孩,连续十年,她始终保持着非常好的健康状况。她不仅做到了自食其力,也与周围的人达成了和解,凡是碰到她的人,几乎没人相信她居然曾经受过疯癫症的困扰。

有两种病症能尤其清楚地表明患者与他人的疏离感,那就是妄想症和抑郁症。妄想症患者会责备周围所有人,认为身边每一个人都在合谋陷害自己。而抑郁症患者则事事都责怪自己,比方说,他会认为:"是我毁了全家""我把全部钱都弄丢了,孩子会因我而挨饿。"然而,假如某人一味指责自己,那其实只是他外表的一种假象,他心里可能在责怪别人。例如,一名地位显赫、影响甚广的女士突遭变故,无法再继续从事自己的社会活动。她有三个女儿,各自都已结婚成家,她感觉很孤独。偏偏祸不单行,就在大致同一时间,她又失去了丈夫。由于素来习惯了被人宠幸,如今的她试图找到些什么,以取代自己失去的关爱,于是,她踏上了前往欧洲的海外之旅。然而,她却再也找不回以前那种呼风唤雨的感觉。在欧洲旅游期间,她患上了抑郁症,朋友都相继离她而去。抑郁症是情绪紊乱的一种表现,对周围环境中的每一个人而言都是莫大的痛苦。她发电报让女儿们来看她,可是她们每个人都有自己的借口,没人过来陪她。回到家以后，她最常挂在嘴边的一句话是："我闺女一个个待我都很好。"
去欧洲之前，女儿们也都不与她同住，而是请了护士料理她的生
活。如今从欧洲回来后，女儿们也只是偶尔来看她。我们不能
仅仅从字面来理解她的话，那其实是种指责。每一位了解情况
的人都很清楚，她的话意在怪罪女儿们。抑郁症好比一种久拖
不决的愤怒，又好比一种对旁人的怨气，只不过为了得到别人的
关心、同情和支持，患者往往表现得好像是自己因为内心的愧疚
才情绪低落。抑郁症患者最早期的记忆通常表现如下："记得
有一次，我很想在沙发上躺一躺，可是地方却被哥哥给占了。我
哭得很伤心，最后他才让给我。"

　　抑郁症患者倾向于选择自寻短见来寻求报复，医生的首要
任务就是避免为他的自杀行为提供任何借口。治疗患者的过程
中，作为第一法则，我本人总是建议患者"千万不要勉强自己做
不喜欢的事情"，以此缓和紧张气氛。这一建议貌似不值一提，
但我坚信这其实可以直击问题的根本症结。假如抑郁症患者能
够随心所欲地做自己想做的任何事，他还有谁可以怪罪呢？又
有什么理由寻求报复呢？我会跟他说："如果你想去看戏，或者
去度假，尽管去做好了。如果到了半路，你又突然失了兴趣，那
就尽管停下来。"对任何人而言，这都是所能遇上的最美好的状
态，因为这满足了他追求卓越的心愿，让他感觉自己俨如上帝，
可以随心所欲。另一方面，这一做法却又不可能那么轻松地与
他的生活做派相契合，因为他所渴望的是支配他人、责怪他人，
而如果身边人人都顺从着他，支配别人的欲望也便无从谈起。
这一法则是种极大的安慰和缓释，在我的所有患者之中，从未有
人自寻短见。当然，有一点应该声明，对这样的患者，最好有人

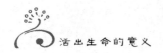

密切留意观察,而在我的患者之中,只要身边有人留意,就不会有任何危险。

患者通常会回答:"可是没有什么事是我想做的。"这一说法我听过太多,因此有现成的答复:"那就避免做任何你不愿意做的。"不过也有些时候,他可能回答:"我想整天在床上躺着。"我非常清楚,如果同意,他肯定又不愿做了;如果阻止他,他肯定会随即掀起一场战争。因此,我总是表示同意。

这是法则之一。还有另外一个办法,能够更加直截了当地直击他们的生活做派。我会告诉他们:"如果你遵从医嘱,14天后就可治愈。试着尽量每天都去取悦某一个人。"不妨想想,这对他们来说意味着什么?通常,他们心心念念的想法是:"我该怎么做才能让别人不好过?"对于我的提议,他们的答复非常耐人寻味。有些人会说:"这对我来说太容易了,我一辈子都是这么做的。"事实上他们从来不曾这么做过。我会让他们再琢磨琢磨。我接着告诉他们:"每当晚上睡不着的时候,就利用这时间琢磨琢磨怎样做才能取悦一个人,这对你的健康来说将是重大的一步。"第二天再见面时,我接着问:"你有没有考虑考虑我的建议?"他们会回答:"昨晚我一躺下就睡着了。"当然,所有这一切都必须以一种谦和、友好的方式进行,千万不可以流露出一丝一毫高高在上、居高临下的迹象。

还有一些人会回答:"我永远做不到这一点,我心里有那么多烦心事。"我会告诉他们:"没让你不发愁,只是发愁的同时,你也不妨时不时抽空想想别人。"我希望引导他们将兴趣转移到周围人身上。很多人可能会说:"我为什么要取悦别人?别人又没有取悦我。"我回答:"你首先得考虑自己的健康,其他人以后自会有他们的痛苦。"极为少数的情况下，也会碰到有人说："我考虑了你的建议。"所有的努力，目的都只有一个，那就是增强患者对周围社会的兴趣。患者染疾的真正原因在于他缺乏合作意识，希望他本人也能觉察到这一点。一旦他能够站在平等、合作的立场与人建立联系，问题也便迎刃而解。

缺乏社会兴趣的另一个明显例子是所谓的"过失犯罪"。比如，某人漫不经心丢下一根燃烧的火柴，引发了森林大火。再举最近发生的一件事为例。结束了一天的工作之后，一位工人在回家前不经意间将电缆横杠在路上，结果一辆汽车撞上电缆，车上人员因此丧命。上述两种情况下，当事人并没有主观恶意，从道义角度来衡量，他似乎并无过失。但是，从为他人着想的角度来看，他却显然缺乏相关培养，以致不懂得自觉地采取预防措施以保障他人的生命安全。要是看到一个小孩邋里邋遢，或者看到某人无意踩了别人的脚尖、打碎了餐具，或将陈列架上摆放的装饰品碰掉，这当中所表现出来的同样都是合作意识不足，只不过程度相对次之。

培养对人类同胞的兴趣和关爱，既需要来自家庭的熏陶，也离不开学校教育。我们从前文已经知道，有哪些因素可能成为孩子发育过程中的阻碍。社会情感或许不能称之为遗传本能，但其潜能却与生俱来。这一潜能的发展既有赖于妈妈的技巧及其对孩子的关爱，也取决于孩子本人对周围环境的判断。假如孩子对周围人充满仇视，认为身边每个人都是敌人，我们就很难指望他去主动结交朋友，也很难指望他会成为一个很好的朋友。假如他认为旁人统统都应该是自己的奴隶，他就不会觉得有必要奉献于他人，相反，他会希望自己成为每一个人的主宰。假如

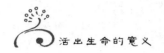

他唯一在意的只是本人的感官刺激,或者自身生理方面的不适和痛苦,他就很可能将自己隔离于社会之外。

前文我们已经知道,为什么说让一个孩子感觉自己是家庭中的平等一员、明白学会关爱家中每位成员同样也符合他本人的利益十分必要。我们也已经知道,家长之间应友好相处,应与家庭之外的社会环境建立亲密友好的情谊。只有这样,才能让孩子接纳家庭之外的人,将之视作可以信赖的伙伴。我们已经知道,为什么有必要让孩子在学校里融入班级、与其他孩子建立友谊,并充分信任他们。家庭熏陶和学校教育都是宏观、整体人格的铺垫,其目的都在于将孩子培养成为人类同胞中合格的一员,成为全人类社会中的一个平等组成部分。只有在这种情况下,他才能保持勇气,面对人生问题时从容不迫,在解决本人问题的同时也致力于提升他人的福祉。

假如他能够成为所有人的好伙伴,通过自身有意义的工作、幸福的婚姻生活,进而对他人有所奉献,那么他就永远不会感觉自卑,也永远不会被挫折打败。他将能够怡然自若地生活在这个亲切友好的世界,与喜欢的人平等相处,并坦然应对所面临的一切困难。他将感觉:"这是属于我的世界,我必须有所行动,积极参与其组织管理,而不只是消极等候和期待。"他将确信无疑,当下只是人类历史长河中的一个瞬间,自己只是整个人类进程中的一分子,有过往、有现今、有未来;不过与此同时,他也将意识到,在属于自己的有限时间里,他可以充分履行自己的创造性使命,为人类发展做出奉献。固然,这个世界里有邪恶、有艰辛、有偏见、有劫难,但它终归是我们的世界,无论顺境还是逆境,统统都属于我们自己。我们在这个世界里生活和工作,我们有义务改进这个世界。只要人人都勇担使命、谨慎前行,就一定能够在改进这个世界的过程中不负重托,生得其所。

不辱使命,也就意味着要担当起应有的责任,以合作的态度圆满解决好人生三大问题。生而为人,我们唯一的要求,同时也是最崇高的赞誉,莫过于人人都成为一个可靠的工作伙伴、一位亲密的朋友,成为婚姻家庭关系中一位值得信赖的伴侣。如果用一句话来概括的话,或许可以这样说,他必须以实际行动来证明:自己无愧于"人类同胞"这一称号。

第十二章

平等、合作——婚恋生活维稳剂

人生所面临的三大主要羁绊，都受以下事实所限定：我们生活的环境是整个宇宙系统中一个独特的区域，我们的发展只能局限在所处环境许可的范围之内；在我们每个人周围，还生活着其他诸多人类同胞，我们必须学会自我调适，与他人和谐共存；人分为两种不同性别，作为一个物种，人类的未来有赖于两性关系的健康发展。

德国某地区有项古老习俗,可以用来检验已订婚的夫妇是否适合于婚后共同生活。婚礼之前,新郎和新娘会被带到树林中的一片空地上,那里躺着一株伐倒的树干。两人将得到一把双人锯,需要一起配合将树干锯断。这一测试的目的在于判定两人愿意在多大程度上彼此配合。这是一项需要两人共同完成的任务,假如彼此之间没有默契和信任,结果将会是你拖我拽,劳而无功。假如某一方想要占据主导,事事都由着自己,那么,即使对方甘愿让步,完成任务的时间也会翻倍。两人必须同时都采取主动,但同时也必须配合彼此。这些德国乡亲们已充分意识到,合作是婚姻成功的首要条件。

　　如果有人问我恋爱和婚姻的意义是什么,我想我会给出如下定义:

　　"恋爱及其最终实现形式(即婚姻)是一个人对其异性伴侣最亲密、最倾情的付出,具体表现为生理上相互吸引、精神上情投意合,在生儿育女问题上共同决策。恋爱和婚姻明显是合作

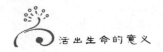

的一种表现——这一合作不仅仅是为了两个人的共同利益,同时是为了全人类的福祉。"

恋爱和婚姻关乎全人类的共同利益,这一观点充分揭示了这一问题的方方面面。生理上的吸引是人类一切努力之中最重要的一个方面,单纯就这一点而言,它对人类进化也至关重要。正如我前文一再强调,人类由于受各种器官性缺憾所限,生理结构并不完美,实在不利于我们在地球表面求得生存。要确保人类生命能够得以维系,首要的方式便是繁衍生息,因此我们才将生育力看得如此重要,渴望拥有优美、健硕的身体,也成为我们永恒的追求。

当今时代,在恋爱问题上,我们总是会碰到各种各样的问题和困扰。已婚夫妇们面临这些困难,家长们忧心忡忡,甚至整个社会也常常牵涉其中。如果我们诚心希望让这些问题得到妥善解决,就必须首先抛开一切成见。必须彻底忘掉关于这一方面先入为主的观点,尽最大努力进行探讨,不让任何无关杂念阻碍我们就此展开全面、自由的讨论。

但这并不是说我们可以将恋爱和婚姻当成一个完全孤立的问题来进行判断。一个人如果按照这一方式思考问题,那他就永远不可能真正赢得自由;要是单纯遵从个人意志,他将永远无法找到理想的方案,让问题得到妥善解决。每个人的生活都难免受到某些实实在在的羁绊和牵扯,他个人发展的全部都注定要发生在某个特定的框架内,所做的每一项决策,都必须与这一框架相符合。人生所面临的三大主要羁绊,都受以下事实所限定:我们生活的环境是整个宇宙系统中一个独特的区域,我们的发展只能局限在所处环境许可的范围之内;在我们每个人周围,还生活着其他诸多人类同胞,我们必须学会自我调适,与他人和谐共存;人分为两种不同性别,作为一个物种,人类的未来有赖于两性关系的健康发展。

不难理解,假如某人关心和在意身边的同胞,在意人类共同的福祉,那么其一切言行势必会受这一份爱心的引导,他将会竭尽全力,以圆满解决恋爱、婚姻问题,就好比这一问题同时也要牵涉到周围旁人的利益一般。他不一定能明确意识到自己是在按照这一方式处理问题。如果你问他,也许他不一定能给自己的努力方向做出一套精准、科学的解释,但是他一定会下意识地去为人类谋求福祉并致力于提升这一福祉,而这一份关爱心在他的一言一行中都将清晰明确地展现。

也有另外一些人对人类福祉表现得不那么在意。他们的根本人生观不在于"我能为身边同胞做些什么?"或"我该怎样做才能融入整体?"相反,他们总是自问:"人生究竟有什么用? 我能从中得到些什么? 我能得到些什么回报? 其他人对我足够关心吗? 我是否得到了充分的赏识?"如果说某个人的人生理念背后持着这样一种态度,那么,他就一定会以同样的态度来处理恋爱、婚姻问题。他将不停自问:"我能从中得到些什么?"

与某些心理学家所主张的不同,爱并不纯粹只是一种与生俱来的使命。性固然是一种冲动,或者说本能,但婚恋问题并不只是如何满足这一冲动那么简单。显然我们的冲动和本能经过了培养、教化和提炼。我们有意识地压制了自己的部分欲望和本能冲动。出于对周围其他同类的顾忌,我们学会了如何避免招人嫌恶,如何着装,如何保持干净整洁。即使受饥饿驱使,我们也不会仅仅满足于口腹之欲,相反,我们培养了食不厌精脍不

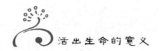

厌细的品位,养成了优雅体面礼貌周全的餐饮礼仪。一切的冲动都经过了调适打磨,以适应于我们共同的文化。所有这一切都表明,为了人类整体利益、为了彼此不可分割的共同生活,我们学会了努力和付出。

如果将这一理解运用于婚恋问题,我们将再次发现,对整体利益以及全人类的关爱每时每刻都隐现于其中。这一兴趣和关爱是第一位的。在充分意识到这一问题的解决离不开整体视角、离不开对人类整体福祉的关注之前,讨论婚恋问题中的任一方面,提议缓减、变革婚姻,推行新规新制等一切努力统统毫无意义。也许我们能够有所改进,也许我们能够找到解决这些问题相对完满的答案,但是,之所以相对圆满,也只是因为这些答案相对更全面地考虑到了以下事实:人类有两性之别,我们共同栖居于地球表面。为了生存,沟通与合作必不可少。只要我们的解决方案充分考虑到了这些先决条件,那么,其中所蕴含的真理就经得起恒久的考验。

基于这一思路,关于恋爱问题我们的首要发现便是,这是一项涉及两个不同个体的任务。对很多人而言,这注定是一项全新的任务。我们所接受的教育,既在一定程度上强调单打独斗的能力,也在一定程度上强调团队或整体协作的能力。但通常而言,在两两携手、互助合作方面,我们却往往经验甚少。因此这些全新的环境带来了新的困难;不过,如果当事双方素来都懂得关心和在意旁人,让两人学会彼此关爱将相对轻松,困难解决起来也将相对容易。

我们甚至可以说,为了圆满实现合作,双方都必须做到关爱另一半胜过关爱自己。这是确保婚恋成功唯一的可靠基石。至此我们已经能够发现,关于婚姻问题的很多观点、事关婚姻体制改革的很多提议究竟错在哪里。如果希望婚姻关系中每一方对另一半的关爱和兴趣胜过对自己的关爱,那么,两人首先必须平等。如果希望彼此亲密无间、全心全意,那么任何一方都不应低三下四,或感觉生活在对方的阴影里。只有当双方都持这一态度时,平等才可能达成。双方都必须付出努力来让对方生活得充实、轻松。只有如此,彼此才会有安全感,才能感觉到自身价值:对方需要自己。从这里我们可以发现婚姻最根本的保证,以及在这一关系里幸福的最根本内涵。究其本质,它不过是一种感受:你有存在的价值、你不可替代、伴侣需要你、你的行为合理得体、你是一位可靠的伴侣,也是一位真心的朋友。

在一项需要双方合作才能完成的任务中,让一方心甘情愿长期屈居人下几乎不可能。如果一方总是希望凌驾于对方之上、强迫对方俯首听命,那么两人便没有可能修成正果。当今环境下,很多男人,实际上还包括很多女人,他们都坚信,男人理所应当主导、支配家人,是全家的主心骨。恰恰正因如此,我们生活中才有那么多不幸的婚姻。没有人愿意无怨无悔屈居人下,愿意心甘情愿接受低人一等的地位。情投意合的基础是彼此平等,平等相待的两人永远能找到办法,成功解决所面临的一切困难。举例来说,双方能够在生儿育女问题上达成共识,因为他们彼此都知道,生育与否的决定,事关本人对未来所做的承诺——双方能够在教育问题上意见一致;双方能够保持充沛的激情,随时解决遇到的一切问题,因为他们深知,于子女而言,父母不幸福的婚姻无疑是种惩罚,生活在这样的环境里,个人将很难得到良好发展。

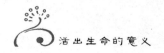

当今文明体系下，人们在合作方面往往准备不足。我们的培养往往过于强调个人成功，过于关注我们能够从社会中获取些什么，而很少关注自己能够为社会做些什么。很容易理解，婚姻需要两个人亲密无间的厮守，但若双方不能良好合作，不懂得关爱他人，后果将何其严重不言自明。对很多人来说，如此亲密无间的关系都是人生中第一次体验，都还不习惯于关心和了解另一个人的兴趣、目标、愿望、理想和志向。对于完成一项共同使命所可能遇到的种种问题和挑战，他们往往欠缺经验。看到身边如此多的错误和过失，我们不必意外，但却有必要仔细审视这些事实，学会如何在未来生活中避免类似错误。

成人生活中出现的种种危机，没有一件不受早期教育的影响，我们总是习惯于依照与既有生活做派相符的思路应对遇到的新问题。对于婚姻生活的准备不可能一夜之间完成。从孩子代表性的动作、观点态度、思想行为之中，我们都可以看出，他实际是在为应对成人生活中的各种情形而自我培养和磨炼。就主要特征而言，一个人对待婚恋问题的立场和态度，其实早在他五六岁时便已基本定型。

孩子早在发育初期就已经在逐步形成自己的婚恋观。切不可想当然地将之与我们成人所理解的性冲动相混淆。他感觉自己是整体社会中的一分子，会就这一整体社会生活中的某一个侧面形成自己的判断。婚姻和恋爱是他生活环境中的要素，两者潜移默化进入他关于未来的概念体系中。他必须对这些因素有所了解，形成自己的立场。当孩子们表现出这些早期征兆，流露出对异性的兴趣、选择自己中意的伴侣时，我们绝对不应该把它看成是错误或什么闹心的事，也不应把它看作是性早熟的标

254

志,更不应该嘲弄或取笑。相反,我们应将它看作孩子在婚恋问题准备过程中向前迈出的一步,不仅不能一带而过漠然视之,还应与孩子达成共识,将恋爱看作一桩了不起的使命,一桩他必须做好充分准备的使命,这一使命事关全人类的利益。如此一来,我们便可以在孩子心中种下一颗理想的种子,日后生活中彼此相遇时,他们将能够以值得信赖的同志、坦诚无间的亲密朋友这一身份彼此相待。有一点颇为发人深思,我们会发现,孩子们天生就是一夫一妻制最忠实的拥趸者,即使现实生活中他们的父母关系并不融洽、婚姻并不美满,也仍然如此。

我坚决不主张父母过早地向孩子解释两性生理知识,或过多地向孩子讲解他们无意了解的性知识。大家都明白,孩子看待婚姻问题的方式事关重大。假如教育方法失当,很可能导致孩子将婚姻当成一种危险,或者将之视作一种全然超出自己能力范围的东西。根据我本人的经验,孩子如果在 4~6 岁时就过早接触和了解成人世界的关系,日后很可能对情爱问题心存恐惧。生理方面的吸引力对他们同样是种危险的预示。初次接触这方面知识的讲解或体验时,如果孩子相对成熟些,则不会感到那么恐惧,也不会误解这一关系。做到对孩子确有帮助的关键是永远不要向孩子撒谎,也永远不要在这一问题上遮遮掩掩、含糊其辞,而是要切实了解其问题背后的心理,弄清他究竟希望了解多少、能够理解多少,然后适情适量予以讲解。过于殷勤、过于深入的性知识介绍可能贻害无穷。与人生其他所有重大问题一样,在这一方面的上策是赋予孩子充分的独立性,让他通过自己的努力去了解自己希望了解的内容。如果孩子与父母相互足够信任,就不可能遭受任何伤害。有事需要了解时,他会主动向

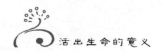

父母提出疑问。有一种常见的认识误区,即认为来自同伴的解释可能让孩子受到误导。我本人从未遇上过任何一个孩子,在其他方面都健康、优秀,唯独因为受同伴误导就遭遇了伤害。孩子们并不会不加甄别地全盘接受来自同龄伙伴的信息;相反,绝大多数情况下他们都十分审慎,如果不能确定所得到的信息是否正确,他们就会向父母或兄弟姐妹咨询求证。此外也不得不承认,在这些问题上,孩子们通常比父辈们更敏感、更含蓄,同时也更讲究策略。

即使是成年后的生理上的吸引,早在他们的童年时代已经有过相应训练。孩子在同情心、吸引力方面获得的印象,身边异性成员给他留下的印象,所有这些因素都构成了生理吸引力的开端。一位小男孩从妈妈、姐妹或身边其他女孩身上获得某些印象,日后在选择自己所喜欢的女孩类型时,女孩与他童年生活中密切接触的这些女性成员的相似度对此影响很大。有些时刻,对他产生影响的也可能是某一部艺术作品中的人物形象,人人心目中对理想的美貌都可能有自己独到的理解。及至日后,就其广义而言,每个人都不可能仍拥有所谓的自由选择,他所拥有的选择,只不过局限于与早年培养路径相吻合的范围内的选择。对美貌的追求并非一种无意义的追求。我们的审美情感始终都建立在追求健康、追求人类进步的情感基础之上。我们的一切功能、一切能力都沿袭这一方向而形成,任何人都不可能逃脱。一切面向永恒、有利于人类福祉及未来的事物,一切代表我们的子孙后代发展方向的事物,都是我们所认定的美好的事物。时刻吸引和召唤着我们的,正是这种美。

如果一个小男孩与妈妈的关系出现破裂,或者一个小女孩与爸爸的关系出现破裂（这种情况常见于合作关系不够稳定的婚姻家庭中），那么，他们往往会选择一种截然相反的类型。比如，一名小男孩的妈妈总是絮絮叨叨，对他横加训斥，假如小男孩性情懦弱，生怕受他人主宰，那么他就很可能认为，只有看上去不那么咄咄逼人的女人才是有魅力的异性。在此情况下，他很可能形成错误的认识，会刻意去寻找一位自己容易降服的女孩作为伴侣。然而，假如夫妻间没有平等，幸福婚姻根本无从谈起。还有一种情况，如果他想要证明自己足够强势，便会刻意去寻找一位看上去同样强势的女性作为伴侣，究其原因，可能是因为他对自己的实力过于自信，也可能是因为他把征服对方视作一项挑战，意图以此证明自己的实力。假如他和妈妈的分歧非常严重，则很可能阻碍他对婚恋问题的心理准备，甚至阻碍他对异性的生理吸引力。这种阻碍的表现程度不同，形式也多种多样，如果走向极端，他甚至会全然排斥异性，发展为性变态。

如果父母婚姻和睦，毫无疑问我们将准备得更充分。理想的婚姻该是什么样？孩子们对这一问题最初的印象往往来自于自己父母的生活；很多人生失败的例子都发生在父母婚姻破裂、家庭生活不和睦的孩子身上，这点不足为奇。假如父母自身都不能很好地合作，让他们教育子女学会合作显然行不通。通常，判定一个人是否适合于婚姻生活，最好的办法就是观察他对父母、兄弟、姐妹的态度，以此分析他在家庭生活方面是否受到过良好的培养。一个重要因素是看他在恋爱、婚姻等方面是否有足够的心理准备。不过在这一点上我们必须倍加小心。我们知道，与其说一个人的发展取决于他所处的环境，毋宁说取决于他本人对所处环境的评价。这一评价可能有其积极的一面。比

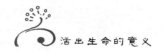

如,尽管某人与父母生活时曾有过非常不愉快的家庭体验,但这一不快的经历反倒激发了他的意志,促使他立志把自己的小家打理得更好。他会为此付出更大努力,准备得更充分,以确保婚姻成功。仅仅因为某人身后有一段不幸的家庭生活经历就对他妄加判断,或将之排斥于外,这种心理是万不可取的。

如果一个人时刻都只关心自己的个人利益,那将是一种最糟糕的准备。假如他自幼接受的熏陶就是如此,他便会每分每秒都纠结于从人生中究竟可以获得哪些欣喜和刺激。他将用尽全部心思来索取自由和舒适,从不考虑自己可以做些什么,以便让伴侣生活得轻松、充实。这是种灾难性的人生态度。这种无异于妄图从马屁股上给马套缰绳的行为,虽然算不上什么罪过,但方法却明显失当。因此,在为婚恋事宜做心理准备的过程中,我们切忌贪图省事、逃避责任。恋爱关系中,如果一方表现得犹犹豫豫、心存疑虑,那么就不可能做到全心全意、情投意合,关系也就很难牢靠。合作需要恒久不渝的决心,只有在双方都矢志不渝、意志坚如磐石的情况下,两个人的结合才堪称真爱和完美婚姻的典范。这一决心同时也包括共同生儿育女、教育他们学会合作、培养他们健全人格的信念,以便将子女塑造为有平等意识、有责任感、有担当意识的社会成员。幸福美满的婚姻关系是培养未来一代的最佳途径,所有婚姻都应以此为己任。婚姻在本质上是一种使命,自有其严格的法则和规章,不允许我们挑三拣四、取此舍彼,否则势必会违背这个星球上永恒的法则——合作。

如果仅仅将自己的责任局限在短短五年内,或者将婚姻生活视作一段磨合试用期,便永远无法达到爱情生活中那种亲密无间、全情投入的境界。假如男方或女方心存私念,留有退路,便不可能倾尽全力投入到这一使命之中。人生一切严肃的、重大的使命都不容我们预留所谓的"抽身策略"。我们无法做到相爱却有所保留。有人秉持所谓善良的愿望和一颗好心,意欲为婚姻留下缓冲的余地,但这无异于缘木求鱼,根本就是错误的。他们所主张的缓冲余地,实质上将严重损害婚姻,限制即将步入婚姻殿堂的两人付出努力,为他们提供自我开脱的便捷理由,进而忽略各自在决定步入婚姻殿堂那一刻起便理应担当起的义务。当然,我们的社会生活中的确存在诸多困难,致使很多人心有余而力不足,无法以妥善的方式处理好婚恋事宜。但是我希望,被牺牲掉的不是爱情和婚姻,而是我们社会生活中的种种困难。我们清楚地知道,彼此恩爱的伴侣之间有着必不可少的特征——忠贞、坦诚、值得托付、毫无保留、不以自我为中心……假如一个人认定不忠是日常生活中再自然不过的一个组成部分,那么他显然没有做好足够准备,还没资格走进婚姻。即使在双方已达成共识,同意彼此保留一份自由的情况下,真正情投意合的境界恐怕也很难达到。在彼此情投意合的关系里,我们并不是在哪一个方面都享有自由。我们已将彼此的合作紧紧拧在了一起。

下面这个例子可以说明这种不以婚姻成功和人类共同福祉为目的的私下协议为什么会贻害无穷。

我记得曾有这样一个案例,一对各有离异婚史的男女打算重新结婚。双方都很有教养,人也都很聪明,都盼望这段新的婚姻能比前一段更美满。然而,他们并不懂得各自的第一段婚姻为什么最终走向破灭,两人都试图寻找正确的方式,却都没意识

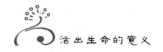

到彼此在社会兴趣方面的欠缺。他们自诩思想开明,希望彼此婚后的生活轻松愉快,永远没有相看两厌的风险。因此两人约定,彼此享有全方位的完全自由:双方可以做各自想做的任何事情,但彼此必须充分信任,如实告知对方所发生的一切。在这一点上,丈夫似乎做得更充分,每次回家都有很多开心愉快的经历与妻子分享,后者似乎也非常愿意倾听,并且对丈夫的成功感到非常自豪。她本人也一直期待开启某段暧昧或浪漫的情事。然而在她还没有迈出第一步的时候,不幸患上了广场恐惧症,再也不能独自出门。受这一病症困扰,她将自己囚禁在家中,只要迈出家门一步,就感觉十分恐惧,不得不重返屋内。广场恐惧症是她自我防护的手段,以便可以不用将所做的决定付诸实施,但问题实质远不止如此。最后,因为她无法独自出门,丈夫不得不时时守在她身旁。至此你大概已经看出,婚姻关系的逻辑是如何被他们的决定打破的。丈夫再也不能自由自在地做他自己所标榜的思想开明的人,只得留在家里陪妻子。于妻子而言,所谓的自由也完全失去了意义,因为她压根不敢独自出门。假如这位女士能够痊愈,或许她会对婚姻有更明智的理解,而丈夫也必须改变观点,将婚姻当成是种需要彼此合作的使命。

　　婚姻伊始还可能出现其他各种各样的问题。在家里娇生惯养的孩子往往感觉结婚后受到冷落,因为他不曾受过训练,不懂得如何自我调整以适应社会生活。结婚后,娇生惯养的孩子很可能发展为一位十足的暴君,致使另一半感到委屈,产生身陷牢笼之感,继而开始抵抗。如果留意一下两位娇生惯养长大的孩子结婚之后可能发生的现象,相信会给人很多启发。两人都渴望得到对方的关爱,但谁也无法得到满足。接下来的一步便是逃避,其中一方开始与别人眉来眼去、关系暧昧,希望借此获得更多关爱。有些人根本没有能力真心只爱一个人,必须同时脚踩两只船才满意。只有这样,他们才感到自由,可以从一条船上逃避到另一条,永远不用承担爱情的全部责任。贪求两全,结果却往往一无所获。

还有另外一种人,他们凭空虚构出一种浪漫、理想或遥不可及的爱情,以便自己能够沉湎在这种虚幻奢华的感情里,不必靠近现实世界中的伴侣。过于理想化的爱情往往被用作挡箭牌,将一切可能性统统排除在外,因为现实中根本找不到符合这一理想目标的人选。受成长发育过程中某些错误观点的影响,很多人,尤其是很多女人会养成习惯,不喜欢甚至拒绝自身的性别角色。他们阻碍了自身功能的自然发育,如果不加以干预治疗,在生理上便不可能成功地走进婚姻。这一心理可称之为"阳刚抗议",在很大程度上,其根源是我们当今的文化过于高估了男性的地位。如果孩子们对自身性别角色存有疑虑,则很可能是缺乏安全感。只要男性角色被当作是处于支配地位的一方,那么他们(不管男孩还是女孩)自然会认为男性地位值得艳羡。他们很可能会质疑自身是否有能力当好这一角色,过于看重自身是否拥有男子汉气概,因而尽一切手段逃避考验。这种对自身性别角色不满意的现象在我们的文化中十分常见。我们有理由怀疑,所有性冷淡的女人和所有心理性阳痿的男人背后,都有这一影响的影子。所有这类案例中,当事人都排斥婚恋、排斥摆正自身位置。除非真正确立起男女平等的意识,否则这些失败的例子就不可避免。只要人类社会的半边天对文化赋予自身的角色感到不满意,婚姻便将面临巨大障碍。在这一点上,唯一的补

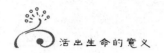
救办法就是培养平等意识,在涉及孩子们未来角色这一问题上,我们绝不应该允许孩子们维持模棱两可的态度。

我坚信,如果没有婚前性行为,那将是对亲密无间、倾情付出的婚恋关系的最有效保障。从内心深处,多数男人并不真正愿意让恋人结婚之前就将自己的贞洁奉献出来。有时他们会将这看作品行轻浮的标志。此外,在我们当前的文化背景下,如果发生了婚前肌肤之亲,女孩往往要承受更重的负担。如果出于担心而不是勇气而缔结婚约,那同样是种莫大的错误。我们知道,勇气是合作的一个方面,如果男人或女人因为担心而选择自己的伴侣,那便意味着他们并不真心希望合作。如果他们选择酒鬼或者社会地位、学历都比自己低得多的人做伴侣,上述观点同样适用。他们对婚恋关系心存恐惧,希望营造一种局面——让另一半仰慕自己。

培养和训练社会兴趣的方法之一是广泛结交朋友。通过友谊,我们得以学会通过另一个人的眼睛观察,借另一个人的耳朵倾听,用另一个人的心灵感受。假如某个孩子遭遇挫折,或者时刻都受到密切关注和保护,或是在没朋友、没发小的隔绝状态下长大成人,他就不可能养成"想他人所想、感他人之感"的能力。他会变得妄自尊大,时刻都把自己当成最重要的人物,急于保证自己的个人利益不受到威胁。培养和建立友谊,就是在为婚姻做准备。如果将游戏视作培养合作意识的一种途径,也将大有裨益;然而遗憾的是,在多数儿童游戏中,我们更多看到的是竞争,是胜过对手的欲望。营造两个孩子可以携手合作、共同研讨、共同学习的氛围非常有益。我认为,绝不可以低估交谊舞的重要价值。这一活动需要两个人合作来完成任务,我坚信训练孩子跳交谊舞很有好处。严格来讲，我指的不是当今普遍流行的交谊舞，因为与其说当今的舞蹈是种需要两人共同合作完成的任务，不如说更像一场表演。不过，如果我们能教孩子们一些简单、轻松的舞蹈，那对他们的健康发育将是极大的帮助。

另一个有助于我们做好婚姻心理准备的活动是职业。当前，我们把解决职业问题看得比解决婚恋问题更重要。双方必须有工作，以便能够赚钱养家糊口。我们完全理解，做好结婚准备同样包括做好就业准备。

多数情况下，我们可以通过一个人对待异性的做法判断出他的勇气程度及合作能力。每个人都有自己典型的行事方式，有其与众不同的求偶步骤和习惯，这些往往都与他的生活做派一脉相承。通过一个人在求偶过程中所表现出来的习性，可以看出他对人类未来究竟是积极乐观、满怀信心、乐于合作，还是只关心自己的个人利益，总是为"我表现怎么样？""别人怎么看我？"等问题而纠结。一个人在恋爱过程中可能行动迟缓、小心谨慎，也可能草率莽撞、急于求成；但无论具体属于哪种情况，其求偶过程中的习性一定与他本人的目标及生活做派相吻合，都只是后者的一种表现形式。我们不能完全根据一个人的求偶方式判定他是否适合结婚，因为在这一情况下，摆在他面前的目标非常直观明了，但在其他情况下，目标则可能不是那么确定无疑。尽管如此，我们仍然可以从中获得一些可靠的征兆，以了解他的人格秉性。

在我们的文化条件下（也只有在这一条件下），人们通常希望男人率先表示好感、主动迈出第一步。因此，只要这种文化要求还存在，就需要培养男孩子的阳刚态度：积极主动、敢作敢

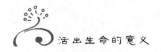

为、不逃避推诿。不过,只有当他们将自己视作整个社会生活中的有机组成部分,心甘情愿接受和面对自身优势及不足时,才有望培养得好。当然,女性也是求偶过程中的参与者,也可能会主动出击,但在当前主流文化背景下,她们不得不表现得矜持、内敛,从她们的行事方式、人格脾性、衣着风格以及观察、言谈和倾听的样子里,其择偶心理都会有所体现。因此,可以认为,男人的方式通常都相对简单、直白,而女性则更加含蓄、委婉。

现在我们可以往前更进一步。对另一半的生理吸引力必不可少,但却应依照符合人类整体福祉的思路来塑造。如果双方真正关心和在意彼此,那么,生理吸引力消耗殆尽、相看两厌的问题就绝对不会发生。吸引力消失只会意味着兴趣和关爱不足,表明一个人与伴侣之间不再平等、不再友好、不再愿意合作,不再希望充实和丰富对方的生活。有时人们可能认为,关爱和兴趣犹在,只是风采魅力、荷尔蒙的驱动力已经消退。这一观点绝对不可能成立。某些情况下嘴巴可能会撒谎,大脑可能一时短路,但生理机能却无时无刻不再让真情流露。如果生理机能表现得力不从心,那么顺理成章的结论便是两人之间已然失去了真正的默契,彼此失去了兴趣和关爱。至少可以说,一方已经不再希望妥善解决婚恋使命,思想开了小差,意欲逃避和寻找退路。

另一方面,人类性冲动也不同于其他生物的性冲动,前者生生不息,更具持久性。这也是人类福祉、繁衍生息得以保障的原因之一。通过这一途径,人种数量得以增加、扩充,借助这一数量上的优势,继而确保人类福祉和生存得以保障。而对于其他生灵来说,确保生命能够延续则要借助其他不同的方式,比方说，在很多物种的世界里，雌性会一次产下数量庞大的幼卵，其中绝大多数都来不及发育成熟便中途夭折或遭到毁灭，但凭借庞大的数量，总会有一部分得以幸存。对人类而言也一样，确保人种生生不息的办法之一就是繁育后代。因此我们会发现，在婚恋问题上，自发地对人类福祉满怀兴趣的人，往往最热衷于生儿育女；而无论是有心还是无意，对同胞不是很上心的人，往往拒绝承担繁衍生育的责任。如果他们总是索取、期待，从不考虑付出，那就不可能喜欢孩子。他们只关心和在意自己，倾向于将孩子视作累赘、麻烦和负担，以为孩子的存在会妨碍自己自怜自爱。因此我们有理由认为，要想圆满解决婚恋问题，就离不开生儿育女的抉择。完美的婚姻是我们所知的、最利于培养人类未来一代的途径。婚姻关系里理应时刻铭记这一点。

在我们的现实世界和社会生活里，解决婚恋问题的关键在于恪守一夫一妻制。任何人，一旦确定要走进这一关系，亲密无间，倾情付出，去关爱和照顾另一个人，就不能不遵循这一根本法则。我们清楚，这一关系也许有一天会破裂。我们无法杜绝这点。但是，如果我们将婚恋问题看作是自己的社会责任，是一种需要我们积极解决的使命，那么，避免其破裂也将变得相对容易，因为我们会想尽一切办法来妥善解决相关问题。婚姻之所以出现裂痕，通常是因为双方没有全力以赴：彼此不是在积极建设婚姻，而只是在消极等待获取。如果以这种方式应对婚姻问题，自然会在它面前输得很惨。将婚姻想象为天堂是一种错误，同样，将它想象为故事的大结局也是一种错误。事实上，步入婚姻殿堂才是两人关系的真正开始。结婚之后，两人才真正开始面临生活的严峻考验，开始面临机会，为社会福祉而创造新

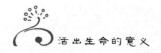

生。然而,在我们的文化里,将结婚视作终点和终极目标的观点显然过于盛行。比如,我们往往会发现,在成千上万的小说里,大结局往往都是有情人终成眷属,由此揭开共同生活的新篇章。然而,这类结局给人的印象似乎是,婚姻本身就足以让一切问题都得到圆满解决,好比新婚夫妇已然到达任务终点。另外还有一点我们也必须注意,即爱情自身并不能解决所有问题。爱情的表现形式千差万别,明智和理性的做法是凭借携手劳动、相互关爱以及彼此间的合作来解决婚姻问题。

这一整体关系并无太多玄奥神奇之处。每个人对待婚姻的态度都是其生活做派的表征。完整了解了一个人,也便可以理解他对婚姻的态度。这与他所有的努力和目标一脉贯通。因此,我们将可以理解,为什么那么多人都总是企图找到捷径,以寻求缓释或逃避。所有仍未摆脱娇生惯养的儿童心态者皆属此列。在我们的社会生活中,这类人十分危险:虽已成年,心态上却依然是娇生惯养的儿童,自打四五岁起,他们的生活做派就已成型定格,其统觉体系始终都纠结于"我能得到想要的一切吗?"假如不能做到要什么有什么,便感觉人生空洞虚无,他们频频自问:"要是得不到我想要的,那活着还有什么用?"于是变得消沉悲观,心里甚至已经开始暗自考虑订立"遗愿"。他们总是摆出一副病恹恹或神经兮兮的样子,根据自己错误的生活做派,杜撰出一套自己的人生哲学。他们自以为是,其观点漏洞百出却自诩与众不同、意义非凡,假如迫不得已必须将自己的情绪和冲动予以压制,那么,这一定是这个世界的过失,理当遭到憎恶。他们自幼接受的熏陶便是如此。曾几何时,他们一度春风得意,每有所愿,必能得以满足。他们中的某些人或许仍这么想:只要号哭不已、不断抗议、拒不合作，就可以如愿以偿。他们对贯穿人生的整体逻辑视而不见，只纠结于本人利益。作为其后果，他们不愿奉献、事事图轻省、不愿遭受任何拒绝，就连婚姻本身，他们也或抱着试试看的态度，或只看重回报，他们所需要的，是激情式婚姻、试探式婚姻，以及轻松便捷的离婚途径。从一开始，他们对婚姻的奢求就是自由以及不忠的特权。事实上，假如一个人真心关爱另一个人，就一定会表现出与这份关爱密不可分的性格特征来：真实坦诚、友善亲切、责任感强、忠贞不渝、稳重可靠。我相信，任何人，假如从来都不曾成功赢得这种爱意满满的生活或这种爱意满满的婚姻，那他就应自我反省。

同样，关心和在意孩子们的福祉也非常重要。如果一段婚姻所赖以建立的基础不同于上文我所坚持的主张，那么抚养孩子将面临诸多困难。如果父母整天吵闹不休，视婚姻如同儿戏，如果父母认定问题无法得到妥善解决、关系无法顺利延续，这将是一种极为不利的局面，会妨碍孩子培养起良好的社交能力。

出于某些特殊原因，有些人或许天生不适合一起生活；有些情况下，两人分开或许反倒更好。究竟谁有权对此进行裁判呢？有些人自己都未曾接受过良好的培养，不懂得婚姻是种使命，而只在意自己的个人利益，毫无疑问，他们对待离婚的态度，势必与对待结婚的态度如出一辙："我从中可以得到些什么好处？"显然，这些人绝非理性决策的合适人选。你很可能发现，有些人频繁结了离、离了结，却一次又一次犯同样的错误。那么，决定究竟该由谁来做呢？我们或许可以设想，如果婚姻出现了问题，应该由心理专家来判断两人是否该分开。但这么做仍然存在问题。不知道美国是否也是如此，在欧洲，心理专家多数倾向于将

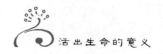

个人利益看得高于一切。因此,当有人就此问题咨询时,他们往往建议当事人找个情人或相好,以为这样做就能解决问题。我敢保证,随着时间推移,这些专家一定会改变观点,不再给予类似建议。只有在自己也没有受过良好培训,不懂得这一问题的整体逻辑、不知道这一问题与世界上其他重大人生问题存在何种关联的情况下,他们才会给出这样的解决方案。我一直希望提出来供大家思考的,恰恰正是这一整体逻辑和关联性。

如果有人以为结婚就能解决所面临的个人问题,那便犯了类似错误。在这一方面,美国的情况我同样没有发言权,不过我知道,在欧洲,要是一个男孩或女孩精神出现问题,心理专家往往会建议他们找个相好,确立恋爱关系。对成人,他们的建议亦大体如此。这种做法俨然就是将婚姻、爱情当成了一种专利药,如果有人对这类建议言听计从、悉数照办,注定会输得一败涂地。解决婚恋问题,最理想的方案莫过于最高程度地实现一个人的完整人格。没有其他任何一个问题,会如此密切地事关幸福,事关人生真正的意义和价值。我们切不可视同儿戏,将婚恋当作犯罪、酗酒或精神疾病的解药。精神疾病患者只有经过妥善治疗,切实康复之后才可以考虑婚恋事宜;如果在他还没有学会用正确态度对待婚姻问题之前便草率步入婚姻,他将注定遭遇新的危险和不幸。婚姻是如此崇高和神圣的使命,其成功需要我们充分发挥创意、付出巨大努力,绝不容许我们以这些额外的负担对其染指和亵渎。

此外还有其他一些情况,致使人们抱着不适当的目的步入婚姻。有人为经济安全而结婚;有人因怜悯而结婚;有人为找到一个奴仆而结婚。婚姻里容不得诸如此类的玩笑。我甚至遇到过这样的情形,有人为增加眼下所面临的困难而结婚。比如说,某年轻人面临考试或未来职业选择的考验,他感觉很可能做不好。要是事情果真搞砸,他希望能有一个借口自我开脱。于是,他揽起了结婚这一额外任务,作为自己推卸责任的一个理由。

我深信,我们不应贬低或淡化这一问题,反而应更重视它。在我听说过的各种缓和问题的建议方案中,最终承受不利结果的几乎全是女性。毋庸置疑,在我们的文化中,男性的日子本来就相对容易。这是我们共同的失误,单靠个人反抗无法得到解决。尤其在婚姻问题上,个人反抗只能徒劳地扰乱社会关系、干扰对方利益。唯一的解决办法是清醒地认识到我们的整个文化态度并予以改变。我的一位学生,底特律大学的拉瑟教授做过一项调查,发现42%的受访女孩表示希望自己是个男孩。这也就意味着她们对自己的性别角色并不满意。试想,近半数人都感到失望沮丧,不认同自身地位,对另一半人所享有的更大程度的自由心存怨怼,在这一情况下,解决婚恋问题会轻而易举吗?当女性唯一想到的就是遭受冷遇,并认定自己只是男人的性工具,或认定男人滥交、不忠再正常不过时,这一问题能够轻易得到解决吗?

综上所述,我们可以得出一个简单明了却有益的结论。人类本身无所谓天性滥交或天生从一而终。我们生活在地球上,离不开与其他同类的平等交往。此外,针对生活环境赋予我们的三大人生难题,必须找到妥善的解决方案。充分认识上述事实将有助于我们看清,在婚恋关系中,实现一个人最完整、最崇高的价值,最有力的保障法门只能是一夫一妻制。

科学元典丛书

扫描二维码，收看科学元典丛书微课。

全新改版·华美精装·大字彩图·书房必藏

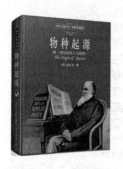
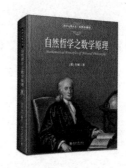
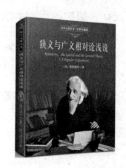

科学元典丛书，销量超过 *100* 万册！

——你收藏的不仅仅是"纸"的艺术品，更是两千年人类文明史！

科学元典丛书（彩图珍藏版）除了沿袭丛书之前的优势和特色之外，还新增了三大亮点：

① 每一本都增加了数百幅插图。
② 每一本都增加了专家的"音频+视频+图文"导读。
③ 装帧设计全面升级，更典雅、更值得收藏。

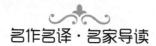

名作名译·名家导读

《物种起源》由舒德干领衔翻译，他是中国科学院院士，国家自然科学奖一等奖获得者，西北大学早期生命研究所所长、资深教授，西北大学博物馆馆长。2015年，舒德干教授重走达尔文航路，以高级科学顾问身份前往加拉帕戈斯群岛考察，幸运地目睹了达尔文在《物种起源》中描述的部分生物和进化证据。本书也由他亲自"音频+视频+图文"导读。附录还收入了他撰写的《进化论的十大猜想》，高屋建瓴而又通俗易懂地阐述了进化论发展的未来之路，令人耳目一新，豁然开朗。

《自然哲学之数学原理》译者王克迪，系北京大学博士，中共中央党校教授、现代科学技术与科技哲学教研室主任。在英伦访学期间，曾多次寻访牛顿生活、学习和工作过的圣迹，对牛顿的思想有深入的研究。本书亦由他亲自"音频+视频+图文"导读。

《狭义与广义相对论浅说》译者杨润殷先生是著名学者、翻译家，天津师范大学外国语学院教授。校译者胡刚复（1892—1966）是中国近代物理学奠基人之一，著名的物理学家、教育家。本书由中国科学院李醒民教授撰写导读，中国科学院自然科学史研究所方在庆研究员"音频+视频"导读。

科学的旅程
（珍藏版）

雷·斯潘根贝格　戴安娜·莫泽 著
郭奕玲　陈蓉霞　沈慧君 译

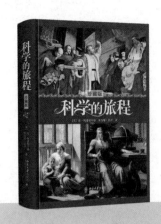

第二届中国出版政府奖（提名奖）

第三届中华优秀出版物奖（提名奖）

第五届国家图书馆文津图书奖第一名

中国大学出版社图书奖第九届优秀畅
销书奖一等奖

2009 年度全行业优秀畅销品种

2009 年影响教师的 100 本图书

2009 年度最值得一读的 30 本好书

2009 年度引进版科技类优秀图书奖

第二届（2010 年）百种优秀青春读物

第六届吴大猷科学普及著作奖佳作奖
（中国台湾）

第二届"中国科普作家协会优秀科普
作品奖"优秀奖

2012 年全国优秀科普作品

2013 年度教师喜爱的 100 本书

物理学之美
（插图珍藏版）

杨建邺 著

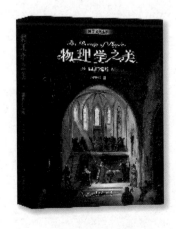

500 幅珍贵历史图片；震撼宇宙的思想之美

著名物理学家杨振宁作序推荐；
获北京市科协科普创作基金资助。

九堂简短有趣的通识课，带你倾听科学与
诗的对话，重访物理学史上那些美丽的瞬
间，接近最真实的科学史。

第六届吴大猷科学普及著作奖

2012 年全国优秀科普作品奖

第六届北京市优秀科普作品奖